Thomas Frankenbach

SOMATISCHE INTELLIGENZ

Thomas Frankenbach

SOMATISCHE INTELLIGENZ

Hören, was der Körper braucht

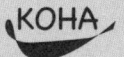

Wichtige Hinweise

Die im Buch veröffentlichten Ratschläge wurden von Verfasser und Verlag sorgfältig erarbeitet und geprüft. Eine Garantie kann dennoch nicht übernommen werden. Ebenso ist die Haftung des Verfassers bzw. des Verlages und seiner Beauftragten für Personen-, Sach- und Vermögensschäden ausgeschlossen.

Der leichteren Lesbarkeit zuliebe wurde meist auf die Doppelung männlicher und weiblicher Formen nach dem Muster »der ... oder die ...«, »er bzw. sie« usw. verzichtet. Selbstverständlich soll die übliche männliche Form den weiblichen Teil der Bevölkerung umfassen.

© 2014 KOHA-Verlag GmbH Burgrain
3. Auflage 2015
Alle Rechte vorbehalten

Illustrationen/Silhouetten:
Fotolia – Silhouetten S. 2, 5, 22 u.a., 49, 64 u.a., 82 u.a.
Shutterstock – Silhouetten S. 86, 114
Cover: Sabine Dunst/Guter Punkt, München
Autorenfoto S. 207: Swantje Dankert

Lektorat: Josef K. Pöllath
Layout: Birgit-Inga Weber
Gesamtherstellung: Karin Schnellbach
Druck: CPI Moravia Books
ISBN 978-3-86728-249-9

*G*ott sei Dank ist mein Körper
manchmal vernünftiger als ich.

*Anke Maggauer-Kirsche,
deutsche Lyrikerin*

Inhalt

1 Der Körper ist Wahrheit   11

2 Ist Naturkost wirklich
ein uneingeschränktes Heilmittel?   19

Nicht jeder braucht das Gleiche   20
»Ein Apfel am Tag« und die möglichen Folgen   22
Neuzeitliche Reizdichte versus Körperintelligenz   24
Jeder Mensch ist anders, und jeder isst anders   25
Ernährungsaufklärung und Körpergefühl   26
Nicht nur Wissen, auch Spüren ist wichtig   27
Pflanzen und ihre natürlichen Mechanismen
   zur Selbstverteidigung   28
Kartoffeln und das Problem der Alkaloide   29
Zahnschäden durch Rohkost   32
Auch Getreide kann Probleme bereiten   34
Antinutritive Stoffe in Lebensmitteln   38
Wie reagiere ich?   44
Rätselhafte Sternfruchtvergiftung   44
Die Wirkung vermeintlich harmloser Nahrungsmittel   45
Wechselwirkungen von Naturkost und Medikamenten   46
Was tut mir gut?   50
Ernährungskonzepte und individuelle Ernährungsbedürfnisse   51

3 Von der Naturkost zum Heilmittel – Geschichtliche Betrachtung   55

Romantik: Bürgerliche Fluchtbewegung und Sehnsucht nach Einssein mit der Natur	56
Zurück zur Natur – auch beim Essen	58
Ernährung im Dritten Reich	60
Ökobewegung und Naturkost seit den 1970er-Jahren	65

4 Somatische Intelligenz und Essen   69

Verschiedene Formen von Intelligenz	71
Gründe für Nahrungsvorlieben	72
Hunger, Lust und Abneigung	73
Kopfhirn und Bauchhirn	74
Wie Mund und Nase mitentscheiden	83
Pica: Lust auf Absonderliches	87
Unsere Nahrungsauswahl: eine vernetzte Funktion	88
Lebenslanges Lernen	91
Grenzen der *Somatischen Intelligenz*	92

5 Warum die Botschaft des Körpers oft überhört wird 95

Multitasking, Verdauung und Ernährung	98
Maschinen und Militär	101
Ernährungsempfehlungen und Diätdogmen beeinträchtigen das Selbstvertrauen	103
Der Zwang, sich gesund zu ernähren	106
Künstliche Zügelung des Essverhaltens bei Essstörungen	108
Somatische Intelligenz und Sport	110
Zusatzstoffe in Nahrungsmitteln beeinflussen die *Somatische Intelligenz*	115
Zusatzstoffe und der Autopilot	116

6 Auf den Körper hören lernen 125

Werden Sie Ihr eigener Ernährungsberater	126
Nicht nur *was,* auch *wie* wir essen, ist entscheidend	131
Anregungen für den Umgang mit sich selbst	132
Bewegung fördert die Eigenwahrnehmung	143
Signale des Körpers wahrnehmen	148

ÜBUNGSTEIL **156–191**
   Selbstbewusstsein üben 157
   Ernährungswurzeln bewusst machen 172
   Essen aus emotionaler Not 175
   Sich spüren beim Sport 183

7 Ein Ausblick – und ein Wort zum Schluss 193

Ein gutes Maß für sich selbst finden 193
Anregungen für Politik, Gesellschaft und Verbände 196
Ein Wort zum Schluss 199

Quellen und Literaturempfehlungen 201

Register 204

1
DER KÖRPER IST WAHRHEIT

Seit sie schwanger ist, hat sich Beates Art zu essen stark verändert. Öfters ertappt sie sich dabei, Dinge zu essen, vor denen sie sich früher geekelt hätte. Jetzt isst sie sie mit Lust und Genuss. Und es bekommt ihr sogar. ①

Matthias hat den ganzen Tag noch nichts gegessen. Als er abends beim Sport schließlich in die Unterzuckerung rutscht, entwickelt er zuerst schlechte Laune und dann Heißhunger auf Süßes. ②

Markus hat sich gerade mit Schokolade überfressen. Würden wir jetzt messen, wäre sein Blutzucker deutlich erhöht. Binnen weniger Minuten stellen sich bei ihm Unlust auf Süßes, Sodbrennen und innere Unruhe ein. ③

Signale des Körpers

Alle drei Beispiele beschreiben die besondere Fähigkeit unseres Körpers, uns über Signale der Bekömmlichkeit, aber auch anhand von Lust oder Abneigung zu zeigen, was er gerade braucht, was nicht, und was vielleicht sogar schädlich sein könnte. Die Rede ist von *Somatischer Intelligenz*. Jeder Mensch hat sie. Nicht jeder nutzt sie gleich gut. Doch wir können trainieren, sie besser wahrzunehmen.

Sex, Aggression und Essen

Es sind vor allem diese drei Triebe, die große Teile unserer Lebensweise bestimmen. Nicht nur, weil sie uns zu Lust und Wohlbefinden verhelfen können, sondern auch, weil sie von Beginn an zur Arterhaltung der Spezies Mensch beigetragen haben.

Leicht entsteht der Eindruck, Sex und Aggression (die sich seltener in Gewalt, dafür umso mehr in unserem Drang ausdrückt, uns und die Welt zu bewegen; lat. *aggredi*, dt. *heranschreiten, sich nähern*) müssten die beiden dominierenderen Triebe des Menschen sein. Neben ihnen wird unser Nahrungstrieb gemeinhin erst einmal als unscheinbar und eher zweitrangig begriffen.

Betrachten wir allerdings die Evolution, zeigt sich, dass das Bestreben, Nahrung aufzunehmen, offenbar schon lang vor Sexualität, Paarung und geschlechtlicher Vermehrung das Zentralthema aller Lebewesen war.

Zuerst das Fressen, dann ...

Einzeller waren die ersten Lebewesen auf der Erde. Kleinste Lebewesen, die aus nur einer einzigen Zelle bestanden. Sex hatten sie keinen, da sie sich durch Zellteilung vermehrten. Die Fähigkeit, sich aus eigenen Stücken zu bewegen, war bei ihnen nur sehr beschränkt vorhanden. Doch alle waren von Beginn an Experten darin, zu fressen, was sie konnten. Anders ausgedrückt: Der zentrale Trieb aller Lebewesen war weder aktive Fortbewegung noch Sex, sondern die Fähigkeit, Nahrung in Lebensenergie umzuwandeln. Denn ohne Nahrung keine Energie, weder zum Überleben noch für Evolution, Bewegung oder Sex.

Somatische Intelligenz: eine Urform von Intelligenz

Es gibt viele Formen von Intelligenz: rationale, kreative und räumliche Intelligenz. Weitaus älter ist jedoch die *Somatische Intelligenz*. Und obwohl sie so essenziell ist, ist sie in unserer Kultur doch eine der am wenigsten beachteten Formen von Intelligenz.

Stellen wir uns vor, wir befänden uns in unserer Entwicklung noch weit vor dem Stadium eines Wurms. Wir hätten weder ein Emotionszentrum noch ein zur Ratio fähiges Großhirn. Welche Fähigkeiten wären in diesem Fall essenziell, um zu überleben? Wir müssten zum einen auf Veränderungen in unserer Umwelt reagieren. Und zum anderen müssten wir anhand der Wirkung unserer Nahrung auf unseren Körper spüren können, ob diese Nahrung bekömmlich ist oder nicht. Und diese beiden Fähigkeiten müssten unbewusst ablaufen, da wir ja noch kein Bewusstsein haben.

Unser Nahrungstrieb – eine Naturgewalt

Wenn wir von einem Trieb sprechen, dann sprechen wir letztlich von einer Naturgewalt, die versucht, ihrem Besitzer sein Überleben und seinen Fortbestand zu sichern. Vermutlich ist das auch ein Grund, warum sich dieser Trieb auf Dauer nicht mit Diäten zügeln und einschränken lässt.

Gerade den Nahrungstrieb gab es schon *vor* dem Gehirn und dem Bewusstsein. Und auch Milliarden Jahre später, als bereits weit differenziertere Spezies auf der Erde lebten und lang bevor sich Ratio und Verstand entwickelten, verfügten Wirbeltiere schon über eine spezielle Form von Intelligenz, dank der sie sich auch ohne kognitives Ernährungswissen in einer oft bedrohlichen Natur voller Fallen und Giften so ernähren konnten, dass sie nicht nur überlebten, sondern sich sogar weiterentwickelten. Intelligente Nahrungsselektion war folglich bereits in Zeitaltern möglich, in denen es weder Ernährungsberatung noch Diätbücher oder -kurse gab. Getrieben von einer Instanz, die wir uns zwar bewusst machen können, die aber weit älter, archaischer ist als unser Bewusstsein. Zwar sind Menschen, verglichen mit Tieren, viel weniger instinktgetrieben. Dennoch gibt uns unser Körper noch immer Signale – die wir allerdings wieder wahrnehmen lernen müssen.

Somatische Intelligenz – noch immer vorhanden

Auf unserem heutigen Entwicklungsstand, ausgestattet mit Emotionen und Bewusstsein, hängt die Frage, was wir essen, von weit komplexeren Einflüssen ab als bei unseren Vorfahren. Ob wir etwas gern essen, ist heute vorwiegend kulturell geprägt: von unserer Bildung, vom Angebot und von unseren Moralvorstellungen. Doch wie vor Jahrmillionen steckt auch heute noch eine Urfähigkeit hinter unseren Abneigungen und Gelüsten und vor allem auch hinter der Frage, wie uns das bekommt, was wir essen. Wir nennen das die *Somatische Intelligenz*. Noch immer kann sie uns helfen, Nahrung auszusuchen, die den Anforderungen unserer Genetik, unserer Konstitution und unserer Lebenssituation entspricht. Und je mehr wir auf unsere *Somatische Intelligenz* achten, desto mehr erfahren wir durch sie. Denn unsere Essbedürfnisse sind verschieden, weil jeder Mensch anders ist. Was dem einen ein angenehmes Bauchgefühl beschert, muss dem anderen noch längst nicht gut bekommen. Was dem einen hilft, kann dem anderen sogar schaden.

Verständnis und Achtsamkeit entwickeln

In diesem Buch erfahren Sie, weshalb nicht jede Kost für jeden Menschen gut sein muss. Weder Natur- noch Fertigkost.

Wir werden uns den geschichtlichen Gründen zuwenden, die vor allem in Deutschland den Glauben an die Naturkost als Heilmittel überhaupt erst möglich gemacht haben, und der Frage, wie modernes Food-Design die *Somatische Intelligenz* beeinflusst.

Wir werden ergründen, wie es kommt, dass die Intelligenz des Körpers so oft überhört wird.

Und schließlich erfahren Sie im praktischen Teil dieses Buches, wie Sie lernen können, den Signalen Ihres Körpers mehr Aufmerksamkeit zu schenken.

Das dürfen Sie erwarten

Werden Sie ab- oder zunehmen, wenn Sie Ihrer *Somatischen Intelligenz* mehr Aufmerksamkeit entgegenbringen?

Viele Menschen, mit denen ich in mittlerweile über 15 Jahren klinischer Praxis gearbeitet habe, konnten damit ihre Ernährungsgewohnheiten harmonisieren und ihr Körpergewicht normalisieren: ganz ohne Diätpläne, ohne Kalorienzählen und ohne den Zwang, Kostregeln einhalten zu müssen. Einfach, indem sie gelernt haben, den Signalen ihres Körpers mehr Beachtung zu schenken.

Allerdings könnte sich bei Ihnen noch etwas viel Wichtigeres weiterentwickeln: nämlich die Art, wie Sie mit sich selbst umgehen. Wie Sie Ihre Belange wahrnehmen und wie Sie für sich selbst Verantwortung übernehmen können. Ganz ohne Zwang und ohne Überwindung.

Denn das, was Sie essen, wenn Sie auf die Signale Ihres Körpers hören, wird Ihnen besser bekommen und somit den Bedürfnissen Ihres Körpers besser entsprechen. Und wenn Sie ein Gespür dafür entwickeln, worauf Ihr Körper in welcher Weise reagiert, verbessern Sie gleichzeitig das Bewusstsein für sich selbst und sorgen damit im wörtlichen Sinne für ein umfassendes Selbstbewusstsein.

Der Körper ist Wahrheit. Wenn wir lernen, auf ihn zu hören, verstehen wir, was er braucht.

• • •

① Durch die Schwangerschaft hat sich Beates Stoffwechselsituation deutlich verändert und zugleich ihr Bedarf an Nährstoffen, um die optimale Entwicklung ihres Kindes sicherzustellen. Um nun also in Ernährungsdingen zu bekommen, was nötig ist, agieren die hierfür verantwortlichen Steuerinstanzen in Beates Organismus mit einer neuen Form von Appetitschema, das in direkter Folge zu einer Änderung ihres Essverhaltens führt.

② Da Matthias heute zwar den ganzen Tag geistig und körperlich gearbeitet, vor lauter Stress dabei aber das Essen vergessen hat, hat er im Lauf des Tages seine Zuckerdepots in Muskeln und Leber weitestgehend aufgebraucht. Beim Sport gerät er dadurch in einen relativen Mangel an Blutzucker. Dadurch setzen bei ihm zwei natürliche Mechanismen ein, die nur ein Ziel verfolgen: das Überleben zu sichern.

Erstens beginnt sich so seine Laune zu verschlechtern. Stammesgeschichtlich begründet, könnte man sagen, dass Matthias' Aggressivität und »Jagdbereitschaft« auf diese Weise eine Verstärkung erfährt und sich so die Wahrscheinlichkeit erhöht, dass er etwas Essbares herbeischafft.

Zweitens versuchen die hierfür zuständigen Instanzen in Matthias' Körper, ihm möglichst genau anzuzeigen, welche Nährstoffe zunächst am hilfreichsten wären, um seinen Blutzuckerspiegel wieder zu harmonisieren und seine Zuckerspeicher aufzufüllen. Und so entwickelt Matthias nun einen ausgeprägten Süßhunger, der die Aufnahme von zuckerhaltiger Nahrung fördern soll.

③ Im Falle von Markus können wir quasi die entgegengesetzte Situation beobachten. Die unangemessene, übermäßige Zuckerzufuhr stört durch die Erhöhung des Blutzuckerspiegels die Stoffwechsellage. Der Organismus versucht nun, durch Nervenreaktionen wie Abneigung gegenüber Süßem, Übelkeit und innere Unruhe eine weitere Zuckerzufuhr eindringlich zu verhindern.

In den beiden letzteren Fällen vernehmen unsere Hauptpersonen zwar deutlich die Signale ihres Körpers. Zuvor haben sie jedoch eben diese Signale erst einmal nicht beachtet: Matthias hat den Hungersignalen seines Körpers über den Tag hinweg keine Beachtung geschenkt, und Markus hat viel mehr Süßes gegessen, als sein Körper eigentlich verlangt hat. Nur deshalb konnte es zu den noch deutlicheren Symptomen kommen, die in den jeweiligen Beispielen beschrieben werden.

2 IST NATURKOST WIRKLICH EIN UNEINGESCHRÄNKTES HEILMITTEL?

Auch wenn es angesichts einer oft uneingeschränkten und undifferenzierten Anpreisung von Natur- und Vollwertkost in den vergangenen drei Jahrzehnten so manchem unglaublich erscheinen mag: Nicht für jeden ist Naturkost vorbehaltlos zu empfehlen.

Obgleich Vollwertkost und ein höherer Anteil an gering verarbeiteter Nahrung unzähligen Menschen geholfen hat, ihren Gesundheitszustand und ihr Wohlbefinden zu verbessern, lässt sich die Idee der Naturkost als Heilkost nicht auf alle Menschen in ein und derselben Weise übertragen. Denn je nach individueller Konstitution und Lebenssituation kann Naturkost gesundheitliche Probleme verursachen. Und diese müssen nicht einmal von Agrarpestiziden ausgehen. Auch ganz natürliche Inhaltsstoffe von Früchten können dafür verantwortlich sein.

Ließen sich solche negativen Wirkungen womöglich vermeiden, wenn wir über die allgegenwärtigen Ernährungsempfehlungen hinaus den Signalen des Körpers größere Beachtung beimessen würden, etwa durch eine gezielte Verbesserung unseres Körper- und Bauchgefühls?

Naturkost – nicht immer die beste Kost

Haben Sie sich schon einmal gefragt, warum bei uns Vollkorn als das gesündeste Brot gehandelt wird, während es in vielen anderen Ländern so gut wie keine Beachtung findet? Und weshalb gilt es bei uns als besonders gesund, sich vegetarisch zu ernähren, während der Vegetarismus in so vielen anderen Ländern und naturverbundeneren Kulturen, selbst zum Gebrauch als kurzfristige Heilnahrung, praktisch so gut wie keine Rolle spielt? Und warum wird immer wieder die pauschale Empfehlung gegeben, Äpfel aus Gesundheitsgründen mit Schale zu essen, obwohl sie manchen Menschen ohne Schale viel besser bekommen würden?

Nicht jeder braucht das Gleiche

Stellen Sie sich vor, Sie kommen mit Ihrem Auto nach einer längeren Fahrt an eine Tankstelle. Die Zapfsäule bietet Diesel, Super, ein neues, für den Motor noch besseres Super und Erdgas. Welche Zapfpistole würden Sie, in der Absicht, das Bestmögliche für Ihr Auto zu tun, in die Hand nehmen? Mit Sicherheit würden Sie die Entscheidung davon abhängig machen, welchen Motor Ihr Auto hat.

Zwar sind alle an der Tankstelle angebotenen Kraftstoffe für Verbrennungsmotoren geeignet, doch gibt es je nach Beschaffenheit des Motors Unterschiede in seinen »Kraftstoffbedürfnissen«. Deshalb würden Sie vermutlich nicht auf die Idee kommen, die höchste, besonders motorverträgliche Qualitätsstufe Super zu tanken, obwohl Sie einen Diesel fahren, oder Erdgas, wenn Ihr Motor Benzin braucht.

Selbstverständlich lassen sich weder die Prinzipien noch die Effekte der Verbrennung in einem Motor auf die ungleich komplexeren Vorgänge beim Menschen übertragen. Doch können wir auch bei Menschen davon ausgehen, dass nicht jeder Körper die gleichen Bedürfnisse hat. Menschen unterscheiden sich voneinander, jeder ist anders: anatomisch, immunologisch sowie hinsichtlich seiner Nahrungsbedürfnisse. Zwar brauchen wir alle letztlich Nahrung, jedoch nicht in der gleichen Zusammensetzung und Beschaffenheit.

Betrachten wir hingegen die gängigen Ernährungsempfehlungen, so scheint offenbar bereits seit Jahrzehnten die Frage nach der optimalen Nährstoffform für den Menschen einheitlich geklärt: Vollkorngetreide ist der Gesundheit zuträglicher als Weißmehl; Obst und Gemüse sind per se Gesundheitskost; und je höher der Grad der Naturbelassenheit der Nahrung, desto besser ist sie.

Anders als bei der richtigen Treibstoffart für den jeweiligen Motor spielt in der Frage nach der passenden Energieversorgung für den Menschen die Beschaffenheit des individuellen Organismus bislang keine große Rolle. Von Mensch zu Mensch kann es jedoch ganz beträchtliche Unterschiede in den Nahrungsbedürfnissen geben. Und oft lassen sich die individuellen Ernährungsbedürfnisse von der betreffenden Person, ist sie erst einmal dafür sensibilisiert, sogar erspüren.

»Ein Apfel am Tag« und die möglichen Folgen

Schon seit Ende der 1970er-Jahre pflegt Herr Meier einen Lebensstil, den wir landläufig als ›gesund‹ bezeichnen würden: Er trinkt keinen Alkohol, treibt regelmäßig Sport und nimmt keinerlei Medikamente. Als Student kam Herr Meier mit der damals sich bildenden Ökologie- und Friedensbewegung in Kontakt, die ihn nachhaltig beeindruckte und zu einer Lebensweise inspirierte, die er im Großen und Ganzen bis heute beibehalten hat. Auch in Sachen Ernährung: Wenn machbar, bezieht Herr Meier sein Essen aus ökologischer Landwirtschaft. Er legt Wert auf wenig Fleisch, auf Vollkornbrot und Rohkost. Morgens gibt es Frischkornbrei oder Müsli. Äpfel isst er mehrmals täglich ungeschält, weil sich direkt unter der Schale angeblich die meisten Schutzstoffe wie Vitamine, Mineralien und sekundäre Pflanzenstoffe befinden.

Wegen eines umgeknickten Knöchels stattet Herr Meier seinem Hausarzt einen Besuch ab. Der Arzt macht, da Herr Meier schon einmal da ist, ein Blutbild, das ihm erhöhte Leberwerte attestiert, obwohl er weder Alkohol trinkt noch Medikamente nimmt. Ein erster Tastbefund wie auch die direkt folgende Ultraschalluntersuchung ergeben eine Vergrößerung der Leber, sodass der Hausarzt den Patienten zu einer Gewebsentnahme in die Uniklinik überweist. Dort diagnostiziert man eine Fettleber.

Über die Ursache herrscht Unklarheit, bis sich herausstellt, dass es sich bei dem in der Leber abgelagerten Fett um natürliches Apfelwachs handelt, dem Fett also, das die Apfelschale bildet. Es hat die Funktion, den Apfel vor Austrocknung und Aufweichung zu schützen.

Herr Meier, nach der Diagnose auf seine Ernährungsgewohnheiten angesprochen, berichtet von seiner vollwertorientierten Form der Ernährung und von seinem seit Jahrzehnten reichhaltigen Apfelkonsum. Auf die Frage, wie ihm denn in all den Jahren die ungeschälten Äpfel bekommen seien, erwähnt Herr Meier, die Äpfel hätten nach dem Essen »oft noch den ganzen Tag mit ihm gesprochen«; sie seien ihm – obgleich doch so »gesund« – oft ausgesprochen schlecht bekommen.

An diesem Punkt kommt Herrn Meier und den Ärzten ein Verdacht: Ist es möglich, dass Herrn Meiers Körper durch das Gefühl des Unwohlseins jahrzehntelang zu signalisieren versuchte, dass er die Äpfel mit Schale nicht möchte? Wenn ja, dann hätte sich Herr Meier jahrzehntelang über diese Botschaft seines Körpers hinweggesetzt.

Könnte es sein, dass wir mehr auf die permanente mediale Expertendominanz zum Thema Ernährung hören als auf unser Bauchgefühl, unsere innere Stimme in Sachen Nahrungsauswahl? Dass wir die Signale unseres Körpers einfach ignorieren?

Lassen Sie uns, um eine Antwort zu finden, einen gedanklichen Sprung machen in die Jugendzeit unserer Groß- und Urgroßeltern, in eine Zeit, die zumindest auf dem Land noch nicht durchdrungen war von permanenter Ernährungsaufklärung und einem riesigen Markt für Gesundheitsprodukte und -ratgeber.

Damals, 1906, wurde in einem Dorf im Taunus mein Großvater August Frankenbach als eines von elf Geschwistern geboren. Sein Vater hatte ein Zimmereigeschäft. Verglichen mit heute, herrschte Armut. Und so erforderten die Verhältnisse, dass mein Großvater bereits mit zwölf Jahren fest im elterlichen Betrieb mitarbeiten musste. Eine seiner täglichen Aufgaben war es, den Arbeitern die Tender mit frischem Essen an die Plätze zu bringen, an denen Holz gemacht und gezimmert wurde. Fünf Kilometer über Wald- und Flurwege, allein hin und zurück, waren nichts Ungewöhnliches für den Jungen. Er brachte also mehrere Stunden am Tag ganz mit sich allein in Wald und Wiesen zu; ohne Smartphone, Internet und Kinderfernsehen, ohne Werbung und Videospiele. Sie können sich vermutlich ausmalen, welch günstige Auswirkungen dieses Freisein von Medienflut und Hochfrequenz auf das Körperbewusstsein der Menschen dieser Zeit hatte.

Neuzeitliche Reizdichte versus Körperintelligenz

Nachdem mein Großvater mit über 40 Jahren aus Krieg und Gefangenschaft heimgekehrt war, bepflanzte er das Familienanwesen mit Massen von Apfelbäumen. Ich kann mich gut erinnern, wie oft ich ihn mit einem Apfel in Hand, Mund oder Tasche antraf: Im Garten sitzend, im Hof beim Warten auf die nach Hause kommenden Arbeiter des Betriebs, den er mit meiner Großmutter und meinen Eltern zusammen führte, oder abends an der Seite meiner Oma und bei der Tagesschau: Regelmäßig hatte er Äpfel bei sich. Und immer ein Utensil, ohne dessen vorherigen Einsatz er so gut wie nie Äpfel aß: nämlich ein Taschenmesser. Damit schälte er jeden Apfel. Seit seiner Kindheit. Hätten Sie August Frankenbach gefragt, weshalb er seine Äpfel schält, hätte er Ihnen nicht geantwortet: »Wegen der Pestizide«, oder: »Wegen der Bakterien auf der Schale.« Er hätte gesagt: »Weil ich meine Äpfel so besser vertrage.«

Als 13-köpfige Landfamilie waren die Frankenbachs schlichtweg auf alles Essbare angewiesen, das sich ihnen bot. Wollte man die Kinder durchbekommen, konnte man auf die Äpfel als Sattmacher nicht verzichten. Vertrug ein Familienmitglied die Äpfel im Ganzen nicht, so war es angehalten, sie so zu bearbeiten und von unbekömmlichen Anteilen zu trennen, dass sie schließlich verträglich wurden. Ernährungsberatung im heutigen Sinne gab es keine. Stattdessen war man geübter, auf die Signale des Körpers zu achten und gegebenenfalls bestimmte Anteile von Früchten, die individuell nicht bekömmlich waren, zu meiden. Dazu bedurfte es allerdings einer ausgeprägten Fähigkeit, das eigene *Bauchgefühl* in Bezug auf die verwendete Nahrung zu erspüren. Eine Fähigkeit, die die Menschen damals leichter erlernten als wir.

Untersuchungen aus der Stressforschung belegen, dass mit zunehmender Reizdichte durch Außeneinflüsse – wie wachsende Anforderungen am Arbeitsplatz, Zeitökonomie, Telekommunikation, Internet, Fernsehen und Freizeitstress – die Fähigkeit zur Selbstwahrnehmung, zum Erspüren der eigenen Bedürfnisse abnimmt. Ein Risiko, dem sich die Menschen auf dem Land vor 100 Jahren nicht stellen mussten. Und dadurch wussten sie nicht selten besser, sich gut zu ernähren, als heutige, vermeintlich gut informierte Bildungsbürger.

Jeder Mensch ist anders, und jeder isst anders

Jeder Mensch ist anders. Jeder verträgt etwas anderes. So gab es auch immer schon Menschen, die einen Apfel am liebsten mit Schale, manchmal sogar mit Stumpf und Stiel aufaßen. Und es ging bzw. geht ihnen gut dabei. Andere hingegen mögen ihn lieber geschält: manchmal intuitiv, unbewusst; manchmal, weil sie wissen, dass sie ihn anders nicht vertragen – und wie wir sehen konnten, aus gutem Grund (➡ Seite 22 ff.). Denn nicht jeder Körper kommt mit den Inhaltsstoffen von jedem Essen gleich gut zurecht.

Vielleicht kennen auch Sie ältere Menschen, die es bei den Äpfeln so hielten oder so halten wie mein Opa. Vielleicht aus dem gleichen Grund: Sie haben es sich meist schon im Kindesalter angewöhnt, den Apfel zu schälen, weil sie ihn so besser vertragen oder weil sie zwar Lust auf einen Apfel haben, intuitiv aber nicht auf die Schale.

Besonders gut können wir solche Indizien für körperliche (oder: somatische) Intelligenz an Kindern beobachten. Kleinkinder sind noch zu jung, um zu erklären, was sie möchten, und um die allgegenwärtigen Ernährungsempfehlungen zu verstehen. Oft wissen sie dennoch intuitiv, was sie wollen und was nicht. Vielleicht kennen Sie selbst Kinder, die für ihr Leben gern Äpfel mit Schale genießen, und andere, die sie nur ohne deren reichhaltige Schutzhülle essen. Und das womöglich aus triftigem Grund.

Ernährungsaufklärung und Körpergefühl

Anstatt auf die individuelle Bekömmlichkeit dessen zu achten, was sie essen, vertrauen immer mehr Menschen den gängigen, oft verallgemeinernden Empfehlungen der Ernährungsaufklärung. Danach sind fünf Portionen Obst und Gemüse, Vollkorn statt Weißmehl und Äpfel mit Schale denen ohne vorzuziehen. Dabei mehren sich die Zeichen dafür, dass sich selbst bei gesunden Menschen die Ernährungsbedürfnisse individuell deutlich voneinander unterscheiden können.

Dass nicht jeder Mensch alles verträgt, kann unterschiedliche Ursachen haben und sich unterschiedlich äußern. Im Falle einer

Nahrungsmittelunverträglichkeit oder -intoleranz etwa ist der betreffende Mensch nicht in der Lage, ganz bestimmte Nahrungsbestandteile zu verdauen oder über den Stoffwechsel zu verwerten, weil ihm zum Beispiel die hierzu erforderlichen Enzyme fehlen. In anderen Fällen wiederum können bestimmte Inhaltsstoffe einer Nahrung beim einen toxische Wirkungen hervorrufen, während einem anderen die gleiche Dosis keinerlei Probleme bereitet.

Nicht nur Wissen, auch Spüren ist wichtig

Waren in den 1970er-Jahren Naturköstler noch eine exotische Minderheit, so bilden – dank über drei Jahrzehnten Aufklärung – die Vollwertgrundlagen sogar mittlerweile die ideelle Grundlage für neun von zehn Frühstücken in deutschen Kindergärten.

Mit der stetigen Zunahme von Ernährungsinformationen durch die Medien wurde Essen und Trinken zunehmend ein Bereich des Wissens und immer weniger eine Angelegenheit des Spürens. War vor 100 Jahren Essen und die Frage nach einer *gesunden* Ernährung noch zu wesentlich größeren Anteilen eine *Bauchfrage,* so wurde sie durch die zunehmende Bedeutung der Massenmedien und die damit einhergehenden Informationskampagnen zur Ernährung mehr und mehr in den *Kopf* verlagert.

Sprechen wir weiterhin nur vom Apfel, so ist es nach 30-jähriger Ernährungsaufklärung mittlerweile etabliertes Standardwissen: Wenn Äpfel gewaschen und nicht übermäßig mit Pestiziden behandelt wurden, gilt es als gesund, sie mit Schale zu essen. Ein Trend, dem die Mehrheit auch Folge leistet, ohne dass dies zu gesundheitlichen Schäden führt. Manchen Menschen kann es jedoch schaden.

Ist der Apfel mit seiner schutzstoffreichen Schale nun gesund oder nicht? Dies lässt sich nicht einfach pauschal beantworten, sondern immer nur in Abhängigkeit vom jeweiligen Menschen mit seiner individuellen Konstitution und seinen jeweiligen Lebensumständen.

Und das gilt sinngemäß für alle anderen Lebensmittel. So gibt es – wissenschaftlich belegt – eine Reihe Menschen, die mit der Umstellung auf eine naturgemäße Kostform ihren Gesundheitszustand deutlich verbessern konnten, während andere von einer solchen Umstellung ganz und gar nicht profitierten und sogar zum Teil mit einer Zustandsverschlechterung zu kämpfen hatten. Kurz-, mittel- oder zum Teil erst langfristig war in den meisten Fällen nur das der Gesundheit zuträglich, was wirklich gut vertragen wurde.

Pflanzen und ihre natürlichen Mechanismen zur Selbstverteidigung

Seit den späten 1970er-Jahren kam es über die Medien zunehmend zu Ernährungsratschlägen: Im Sinne der nun immer populärer werdenden Vollwertkampagne gehörte dazu auch das klassische Apfel-mit-Schale-Essen. Dieser Sichtweise liegt eine (zum Teil romantisch verklärte) naturistische Weltsicht zugrunde, die davon ausgeht, dass die Inhaltsstoffe, die die Frucht vor aggressiven, bedrohlichen Umwelteinflüssen wie Wetter und Fraßfeinden schützen, auch dem Menschen guttun (aber: Sind wir nicht selbst für viele

Früchte Fraßfeinde?). Im echten Leben ist diese Überlegung jedoch manchmal schlichtweg falsch. Nicht jedem bekommt die Kost, die aufgrund ihrer Naturbelassenheit in der oft undifferenzierten öffentlichen Ernährungsaufklärung als besonders gesund angepriesen wird. Und für manche Menschen sind diese Empfehlungen obendrein sogar gesundheitsschädigend.

Im Prinzip stellt so gut wie jede essbare Frucht Abwehrstoffe her, mit denen sie sich gegen bedrohliche Außeneinflüsse, wie Wetter, Mikroorganismen oder Fraßfeinde, zu schützen versucht. Da aber die Pflanze und ihre Frucht, anders als Tier und Mensch, nicht vor Bedrohungen flüchten oder mit Muskelaktivität dagegen ankämpfen können, ist die Existenz und die Wirksamkeit dieser Stoffe für die Pflanze hochgradig überlebenswichtig, und zwar als Gift zur Selbstverteidigung. Problematisch mitunter auch für Menschen: Mittlerweile sind uns in der landläufig als *gesund* bezeichneten Kost eine Reihe natürlich vorkommender Stoffgruppen bekannt, die nicht jedem Menschen bekommen und die manchmal sogar schwere Schäden hervorrufen können.

Kartoffeln und das Problem der Alkaloide

Auch in der Schale der Kartoffelknolle befindet sich eine besonders hohe Konzentration natürlicher Schutzstoffe. Neben verschiedenen Vitaminen, Mineralien und sekundären Pflanzenstoffen enthalten die Schale der Kartoffel sowie grüne Stellen und Triebe eine weitere, besonders effektive, giftige Waffe, um sich vor den besonders aggressiven Einflüssen unterirdischer Fraßfeinde und Schädlinge zu schützen: die Pflanzenalkaloide. Alkaloide sind mit dem Gift Strichnin verwandte Substanzen. Ihre Hauptvertreter in der Kartoffel sind das Solanin und das Chaconin, die auch beim Menschen höchst unangenehme und gesundheitsschädigende Wirkungen hervorrufen.

Noch vor 100 Jahren waren Solaninvergiftungen, medizinisch auch *Solanismus* genannt, mit Übelkeit und Benommenheit, Berührungsempfindlichkeit, Nierenversagen bis hin zu Todesfällen weit verbreitet. Zumindest bei modernen Zuchtfrüchten sind inzwischen die Solaninkonzentrationen in der Kartoffel weit niedriger. Dennoch fühlen sich auch heute viele Menschen nach dem Genuss gekochter, jedoch ungeschälter Kartoffeln unwohl, oder sie haben von vornherein eine Abneigung gegen Kartoffelgerichte – außer die Kartoffeln wurden gebraten oder frittiert, wodurch das Solanin zu größeren Anteilen unwirksam gemacht wird. Die Möglichkeit, dass es sich in solchen Fällen bei den Betroffenen nicht um dekadente Verwöhnung, sondern um eine höchst vitale, somatische Intelligenzleistung handelt, muss dabei dringend bedacht werden.

Daher sollte die in der Naturkostszene weit verbreitete Auffassung, Kartoffeln gehörten mitsamt Schale gegessen, mit Vorsicht genossen werden. Gleiches gilt für den Tipp, das Kochwasser der Kartoffeln aufgrund seiner reichhaltigen, aus der Kartoffel übergegangenen Konzentration an Vitalstoffen nicht wegzuschütten, sondern für die Zubereitung anderer Speisen weiterzuverwenden. Schließlich sind während des Kochens auch Solaninanteile aus der Kartoffel in den Sud übergegangen.

Gehen wir beim Thema Solanin nochmals in die Zeit unserer Groß- und Urgroßeltern zurück, so zeigt sich uns folgendes Bild: Den meisten kinderreichen Familien sicherte damals die tägliche

Kartoffel- und somit Kalorienration das Überleben. Auch bei meinen Großeltern kamen regelmäßig Brat- und Pellkartoffeln auf den Tisch. Aufgrund des Kinderreichtums der Familien und der dadurch notwendigen hohen Portionszahlen bei einer gleichzeitig hohen anderweitigen Arbeitsbelastung war die durchschnittliche Hausfrau zeitlich in aller Regel nicht in der Lage, täglich für 15 Personen Kartoffeln zu schälen. Dies hätte einfach zu viel Zeit gekostet. So wurden die Kartoffeln lediglich gewaschen, von besonders solaninreichen Trieben und grünen Stellen befreit, in den Kochtopf geworfen und gegart. Zum Mittag- oder Abendessen gab es dann Pellkartoffeln mit Butter. Die Familienmitglieder, denen die Schale mit den Alkaloiden keine Probleme bereitete und denen die Kartoffeln so schmeckten, verzehrten sie ganz, während jene, denen die Kartoffel ohne Schale besser bekam, sie vor dem Essen schälten. Ähnlich wie beim Apfelverzehr lernten also früher bereits die kleinen Kinder, ihr Essen nach dem Kriterium der Bekömmlichkeit bestmöglich vorzubehandeln, bevor sie es aßen.

Und wie wurden zur Zeit unserer Ahnen die Kartoffeln gelagert? Dunkel, kühl und möglichst so, dass keine Druckstellen entstanden. Dann bekamen sie den Menschen nämlich besser. Der Grund dafür war: Werden Kartoffeln zu lang dem Licht ausgesetzt oder gedellt, kommt es zu einem deutlichen Anstieg des Solaningehalts in Schale und Trieben. Auch bei diesem Sachverhalt spielt die *Somatische Intelligenz* unserer Altvorderen vermutlich eine entscheidende Rolle. Sie ist der Grund für die traditionelle Bearbeitung und Behandlung der Nahrung. Aufgrund ihrer körperlichen Erfahrung wussten sie, wie ihnen ihr Essen am besten bekam. Und so richteten sie ihre Lagerungs-, Zubereitungs- und Verzehrgewohnheiten daran aus. Nicht zufällig zeichnet sich die traditionelle oder *gutbürgerlich* genannte Hausmannskost durch eine sehr geringe Reiz- und Abwehrstoffdichte sowie durch ihre für viele Menschen besonders gute Verträglichkeit aus.

Außer in der Kartoffel finden sich auch in anderen Nachtschattengewächsen nennenswerte Mengen an Pflanzenalkaloiden. So etwa in Tomaten – besonders, wenn sie grün sind – sowie in Auberginen und Paprika. Schon beim einmaligen Verzehr von einem Pfund unreifer Tomaten kann es zu schwerwiegenden Symptomen von Solanismus kommen. Dies mag im Sinne *Somatischer Intelligenz* ein Grund dafür sein, dass manche Menschen eine Abneigungen gegen diese Früchte haben oder nach dem Verzehr schon geringer Mengen eine schlechte Bekömmlichkeit wahrnehmen und sich einfach nicht wohlfühlen.

Zahnschäden durch Rohkost

Obwohl Obstrohkost von Vertretern der Naturkost und von praktisch allen etablierten Ernährungsverbänden als gesundheitsfördernd empfohlen wird, müssen wir im Einzelfall abwägen, ob rohes Obst gesundheitlich wirklich uneingeschränkt so vorteilhaft ist, wie immer propagiert wird. Zweifellos gibt es viele Menschen, denen ein hoher Anteil Frischkost kurz- wie langfristig gesundheitliche Erleichterung, Linderung und sogar Heilung von Krankheit bringen konnte. Allerdings darf man aus diesem Sachverhalt keine pauschale Empfehlung für die Allgemeinheit ableiten.

Meine Erfahrung in der klinischen Ernährungsberatung hat mir immer wieder gezeigt, dass etwa hohe Mengen Obst oder anderer Rohkost bei bestimmten Menschen zwar kurzfristig zu einer enormen Zustandsverbesserung beisteuern; die gleiche Kost trug jedoch bei anderen bereits mittelfristig nicht mehr zu einer Zustandserhaltung bei. So scheinen bestimmte Ernährungsformen für viele Menschen heilsam zu sein. Ob jedoch, wie bei Medikamenten, dieser Heilimpuls auf Dauer zu einer Verbesserung der Vitalität beitragen kann, ist dadurch noch lang nicht klar und offenbar stark vom Individuum abhängig.

Bereits nach zwei *vitalstoffreichen Frischobsttagen* klagen manche Menschen über einen unangenehm angegriffenen Zahnschmelz – neben einer Reihe anderer möglicher Symptome. Diese Tatsache ist für viele Menschen ein Körpersignal, das sie im Sinne der Körperintelligenz vor einem dauerhaften Zuviel an Obstrohkost bewahrt.

Obgleich sie anfänglich klare positive Effekte feststellten, haben manche Menschen durch den dauerhaft hohen Verzehr von Obst Schädigungen ihres Zahnschmelzes davongetragen, da sie für ihre Belange zu viele saure Früchte zu sich nahmen. Andere Rohköstler wiederum, die durch die Umstellung auf Rohkost eine deutliche Verbesserung ihres Gesundheitszustandes erleben durften, erfreuen sich nach wie vor einer stabilen Gesundheit und eines gesunden Zahnschmelzes, obwohl sie seit Jahrzehnten sehr viel Kernobst, Beeren und Zitrusfrüchte konsumieren.

Dass es offenbar möglich ist, ohne viel Frischkost auszukommen, zeigen jene Menschen, die einfach eine Abneigung gegen frisches Obst entwickelt haben und dennoch nach lebenslanger Obstkarenz gesund blieben und ein hohes Alter erreichten. Ich kenne sogar Weltklasse-Athleten, die über Jahrzehnte hinweg keinerlei rohes Obst gegessen haben, sich bester Gesundheit erfreuen und langfristig und beständig hervorragende Leistungen erbringen.

Auch Getreide kann Probleme bereiten

Dem bereits geschilderten biologischen Prinzip der Arterhaltung bei Pflanzen folgend, befindet sich auch beim Getreide die höchste Konzentration an natürlichen Schutzstoffen in der Randschicht und zum Teil im Keimling, in jenen Anteilen des Korns also, die in Vollkornprodukten noch enthalten sind und die wir in Weißmehl vergeblich suchen. Die wertgebenden Inhaltsstoffe, die wir daher in Vollkorngetreide in weit höherer Konzentration finden, sind Vitamine, Mineralstoffe, Spurenelemente und sekundäre Pflanzenstoffe. Zu Letzteren zählen die Lektine und Phytate; das sind zwei Stoffgruppen, die die Bekömmlichkeit einschränken und problematische Wirkungen hervorrufen können.

Die *Lektine* sind beim Getreide die natürlichen Abwehrstoffe, mit denen es sich vor Fraßfeinden schützt. Wie so mancher andere pflanzeneigene Schutzstoff können sie im Menschen allerdings zu Unverträglichkeiten führen.

Es gibt Anhaltspunkte dafür, dass Lektine Entzündungen im Darm hervorrufen, die Durchlässigkeit der Darmwand verstärken und dadurch das Gleichgewicht der Darmflora stören könnten. Obwohl Lektine im Getreide meist nur in sehr niedriger Konzentration vorkommen, in manchen Obst- und Gemüsesorten jedoch in höherer Konzentration, führen sie bei etlichen Menschen und unter bestimmten Voraussetzungen zu Unverträglichkeitserscheinungen. Bei diesem *Leaky-Gut-* oder *Sickerdarm-Syndrom* gelangen bei entsprechend konstituierten Menschen Bakterien und andere Fremdproteine aus dem Darm ins Blut – was Allergien und Autoimmunerkrankungen auslösen kann. Darüber hinaus besteht der wissenschaftlich begründete Verdacht, dass Lektine bestimmte Erkrankungen wie *Rheuma* und chronisch entzündliche Darmerkrankungen wie *Colitis ulcerosa* oder *Morbus Crohn* verstärken können.

Ebenfalls in den Randschichten sowie im Keimling des Getreidekorns findet sich die *Phytinsäure*. Dem Korn dient sie als Nährstoffspeicher, um seine Versorgung sicherzustellen für den Fall, dass es einmal keimen sollte. Im Verdauungstrakt des Menschen können Phytate allerdings Effekte hervorrufen, die je nach individueller Bedarfslage des Betroffenen ausgesprochen ungünstig sein können. Sie binden die in der Nahrung enthaltenen Mineralstoffe wie Calcium, Magnesium, Eisen und Zink an sich und hemmen dadurch deren Aufnahme in den Blutkreislauf. Besonders hohe Konzentrationen von Phytinsäure sind in Weizen-, Gersten- und Roggenrandschichten, in Mais sowie in den Hülsenfrüchten Soja und Erdnuss nachweisbar. Dies hat zur Folge, dass sie trotz ihres eigentlich hohen Mineralgehalts als Mineralstoffquelle nur beschränkt geeignet sind. Je nach Bedarfslage des jeweiligen Menschen kann dieser Sachverhalt zu einer Unterversorgung mit Mineralstoffen führen, die wiederum Problemen Vorschub leistet. Oft bleibt diese Tatsache selbst von den Menschen unbeachtet, die sich sehr stark mit ihrer Ernährung auseinandersetzen.

Auch im Fall von Vollkorngetreide stimmt daher das Prädikat *gesundheitsfördernd* nicht uneingeschränkt für alle Menschen. Vielen bekommt eben Vollkorn nicht so gut, wie oft propagiert wird. Womöglich ist dieser Umstand auch ein Grund – neben der immer wieder zitierten besseren Haltbarkeit von Weißmehl –, weshalb man in sehr vielen Ländern und Kulturen geschältem Getreide und Brot aus Weißmehl den Vorzug gegenüber Vollkorn gibt.

2

Ist Naturkost wirklich ein uneingeschränktes Heilmittel?

Anders als typische Pflanzenfresser wie Rinder oder Federvieh verfügt der Mensch weder über Pansen noch Kropf, die ihm dabei behilflich sind, volles Getreide aufzuschließen und bekömmlich zu machen. Er nutzt Getreide erst seit etwa zehntausend Jahren als mengenmäßig relevantes Nahrungsmittel und musste daher aufwendige Verarbeitungsmethoden wie Mahlen, Fermentieren und Backen entwickeln, um es schadlos verdauen und seine Nährstoffe verstoffwechseln zu können. Dort wiederum, wo moderne Mühlentechnik die Entfernung von Randschicht und Keimling nicht ermöglicht, wird traditionell das Getreide vor dem Verzehr oft speziellen Einweichungs- oder Fermentationsverfahren unterzogen, um es in seiner Bekömmlichkeit und seinen Eigenschaften für den Menschen zu verbessern. Potenziell schädigende Anteile, besonders aus den Randschichten der Früchte, lassen sich so biologisch abbauen und unschädlich machen.

Auch dieser Sachverhalt kann als Beleg für die Existenz *Somatischer Intelligenz* verstanden werden, die in Kombination mit erfahrungsheilkundlichem Wissen und dem jeweils regionalen Lebensmittelhandwerk die landläufigen Ernährungstraditionen mitformte: So werden etwa in der indischen und tamilischen Küche Reis, Linsen und Urdbohnen traditionell mindestens zwei Tage lang fermentativ behandelt, bevor damit die klassischen Pfannkuchengerichte wie *Idli* und *Dosa* zubereitet werden. In Afrika wird grob geschroteter Mais über Nacht eingeweicht, bevor man ihn Suppen und Eintöpfen zugibt. Mais und Hirse werden mehrere Tage lang fermentiert, wenn man daraus *Ogi,* einen sauren Getreidebrei, zubereiten möchte.

In walisischen Töpfen verfährt man ähnlich mit Hafer, um den auch bei uns so populären *Porridge* zuzubereiten, der vielen Menschen weit besser bekommt als das bei uns seit einiger Zeit so populäre Müsli mit Haferflocken. Und in Äthiopien wird das traditionelle *Injerabrot* hergestellt, indem man Teff, eine Zwerghirseart, über mehrere Tage hinweg zuerst einmal ausreichend fermentiert, bevor man es zum Brotbacken nimmt. Der Teig für mexikanische Maismehlkuchen, *Pozol* genannt, wird zuerst einmal für bis zu zwei Wochen in Bananenblätter eingeschlagen und einem Fermentierungsprozess unterzogen.

Und als die ersten Europäer in Amerika ihre Sauerteigbrote, -pfannkuchen und -brötchen backten, ließen sie meistens das Getreide zuerst mehrere Tage in Wasser oder Sauermilch quellen, bevor sie es durch Kochen etwa zu dem heute noch gängigen Haferschleim-Porridge weiterverarbeiteten.

Um die Bekömmlichkeit von Vollkornmehl in unseren Breiten, besonders beim Roggen, zu verbessern, griff man althergebracht zu Sauerteig, den man vor dem Brotbacken mehrere Stunden aufs Getreide einwirken ließ. Heute wissen wir, dass Phytinsäure und Lektine dadurch zu einem bedeutenden Anteil ausgeschaltet werden.

Heutige Vollkornbrote hingegen sind oft per Schnellsauerteig behandelt, der manchmal nur wenige Minuten auf den Teig einwirkt. Während traditionelle Sauerteige bis zu 96 Stunden (also vier Tage und vier Nächte!) gehen durften. Für viele Experten besteht ein Zusammenhang zwischen der zunehmenden Verwendung von Schnellsauer und der Rate an Magen-Darm-Problemen, wobei zur gleichen Zeit paradoxerweise die Vorzüge von Vollkorn propagiert werden.

Spätestens hier muss die Frage erlaubt sein, ob die gebetsmühlenartig gepriesene Überlegenheit von Vollkorn als bestmögliche Getreideform wirklich die Krone der ernährungsphysiologischen Erkenntnis ist oder ob sie womöglich vielmehr ein Resultat von postindustriellem, bizarr die Natur verklärendem Aberglauben ist.

Antinutritive Stoffe in Lebensmitteln

Substanz	Quellen
Saponine	Spinat, Rote Beete, Spargel, grüne Bohnen, Sojabohnen, Blätter von grünem Tee, Erdnüsse, Zuckerrüben
Biogene Amine	Bananen, Hülsenfrüchte, Orangen, Pflaumen, Tomaten, Nüsse
Cyanogene	Rüben, Fruchtkerne, Hülsenfrüchte, Leinsamen, Holunder, Gräser
Oxalsäure	Spinat, Rote Beete, Mangold, Rhabarber
Cucurbitacine (Tetrazyklische Triterpene)	Zier- und Wildkürbisse, selten auch andere Kürbisgewächse wie Melonen, Gurken, Kürbisse, Zucchini
Cumarinderivate	Waldmeister, Datteln, Erdbeeren, Brombeeren, Aprikosen, Kirschen, Sellerie, Cassava
Glukosinolate	Kohl- und Krautarten, Rüben, Senfkörner, Meerrettich, Raps, Kresse, Zwiebeln
Antivitamine	Sojabohnen, Rosenkohl, Rüben, Mungobohnen, Nierenbohnen, Zitrusfrüchte, Leinsamen

ögliche Wirkung	Wirkung hebt sich auf
ämolyse (verkürzte Lebensdauer n roten Blutkörperchen)	Hämolytische Wirkung durch Erhitzung teilweise verhinderbar
ntraktion von glatter Muskulatur, ekt z. B. Blutdrucksteigerung	
schränkung des Sauerstoff- nsports im Blut	
stärkte Neigung zu Störungen der tgerinnung und Harnsteinbildung	Durch Blanchieren, Erhitzen, Kochen zum Teil abbaubar
lltoxisch; Reizung der Mund- leimhaut, vermehrte Speichel- dung, Übelkeit, Erbrechen, rchfall, bis hin zu Kreislauf- sagen	Außer bei Zier- und Wildkürbissen sind neuere Züchtungen frei von Belastung, selten aber dennoch Toxizität aufgrund von Kreuzungen oder Rückmutation (bei Bitter- geschmack nicht essen!)
mmung von Blutgerinnungs- toren in der Leber, teigerte Lichtempfindlichkeit	
rderung von Schilddrüsen- größerung, dadurch Förderung n Stoffwechsel- und Wachstums- rungen	Blanchieren und Kochen vermindert den Glukosinolatgehalt durch Übergang ins Zubereitungswasser; zum Teil glukosinolatfreie Züchtun- gen (z. B. bei Raps)
nnen Aufnahme von Vitaminen den Stoffwechsel erschweren oder n Grad ihrer Verwertung hemmen	Meist hitzelabil; durch Blanchieren, Erhitzen, Kochen zum Teil abbaubar

Substanz	Quellen
Phenole	Kaffeebohnen, Kartoffeln, Heidelbeeren, Äpfel, Karotten, Getreide
Ätherische Öle	Muskatnuss, Dill, Petersilie, Estragon, Fenchel, Basilikum, Lorbeer, Ingwer, Anis u.v.a.
Favismus verursachende Substanzen	Saubohnen (Vicia faba)
Lathyrismus verursachende Substanzen	Lathyrus-Arten: Wicken, Kicher- und Platterbsen

ögliche Wirkung	Wirkung hebt sich auf
ım Teil: Antivitamincharakter, rderung der Salzsäuresekretion im agen sowie Lebertoxizität	
ım Teil leber- und nierentoxisch	
i angeborenem, speziellem Enzymıngel: Destabilisierung der Zellembran, Hämolytische Anämie, ränderung der Blutgerinnung, ilz- und Leberschwellung	Kochen vermindert Komplikationsrisiko
rvöse Störungen	Kochen der geschälten Früchte eliminiert das Toxin fast vollständig

Nach *Elmadfa und Leitzmann*, 2008

Antinutritiva in vielen weiteren Früchten

Pflanzen und Früchte sind mit sogenannten *Antinutritiva* bis aufs Äußerste bewaffnet. Da sie nicht wie Tiere vor Bedrohungen flüchten, mit Muskelkraft oder technischen Hilfsmitteln kämpfen können, verteidigen sie sich von Natur aus mit eigens hierfür produzierten Giften gegen Fraßfeinde. Dabei handelt es sich um Stoffe, die oberhalb sehr individueller Konzentrationen im menschlichen Körper zu vorübergehenden Einschränkungen, dauerhaften Schädigungen und sogar bis zum Tod führen können.

Wir Menschen sind verschieden, auch hinsichtlich unserer Empfindlichkeit gegenüber solchen Stoffen. So bewirkt konstitutions- und situationsbedingt nicht jeder der in der Tabelle (➡ Seite 38 ff.) aufgeführten Stoffe bei jedem Menschen unbedingt das Gleiche.

Bei manchen Menschen kommt es beim Einstieg in die Vollwertkost aufgrund der aufgenommenen Antinutritiva zu unangenehmen, jedoch meist harmlosen Blähungen. Über einen längeren Zeitraum konsumiert, können Antinutritiva, je nach Konstitution des betreffenden Menschen, allerdings auch regelrechte Selbstvergiftungszustände des Magen-Darm-Traktes hervorrufen. Ein Grund hierfür ist, dass die Amylase-Inhibitoren aus dem Vollkorn die körpereigenen Enzyme an der Stärkeverdauung hindern. Diese Aufgabe müssen in diesem Fall die Darmbakterien übernehmen. Im Darm führt dann die nun einsetzende Aufspaltung der Stärke zu einer stark erhöhten Zuckerkonzentration. Diese wiederum löst die Bildung giftiger und stark riechender Stoffe aus, zum Beispiel Gärungsalkohole, Fuselöle und Fäulnisstoffe. Je nach Konstitution des betreffenden Menschen können diese Stoffe Schleimhaut, Drüsen, Muskeln, Nerven und das Immunsystem des Darms schädigen. Nach Angaben von *Professor Dr. Karl Pirlet,* dem ehemaligen Ordinarius für Internistische Medizin und Diätetik an der Universitätsklinik Frankfurt, der jahrzehntelang über die naturgemäße Ernährung des Menschen forschte, begünstigt diese toxische Wirkung nicht nur Erkrankungen der Verdauungsorgane, sondern auch chronische Katarrh- und Infektionszustände, Gefäßerkrankungen sowie entzündliche und degenerative Erkrankungen des Bewegungsapparates und führt darüber hinaus zu einer allgemeinen Beschleunigung von Alterungsprozessen.

Wenn also bereits gesunde Menschen Probleme mit der Bekömmlichkeit naturbelassener Nahrung haben, sollten kranke Menschen erst recht auf die Reaktionen achten, die ihnen ihr Körper in Bezug auf ihre Kost hin vermittelt.

So sagte *Pirlet:* »Eine Ernährungsweise, die sich monoman an der Vollwertigkeit, an der Nährstoffdichte der Nahrungsmittel orientiert, aber die jeweilige Besonderheit des Nahrungskonsumenten, die Not des Patienten, übersieht oder vernachlässigt – eine solche Ernährungsweise kann aus wissenschaftlicher und ärztlicher Sicht nicht als vernünftig bezeichnet werden.«

Das Maß aller Diätetik ist letztlich der Mensch und nicht das Nahrungsmittel. Eine Ernährungsform, so *Pirlet,* sei folglich nur dann *naturgemäß,* wenn sie der Natur des Einzelnen und seiner Verdauung entspricht.

Eine dogmenhaft betriebene Naturkost, wie sie von vielen Seiten propagiert und praktiziert wird, birgt die Gefahr, mehr zu schaden als zu nützen.

Wie reagiere ich?

Ein wichtiges Kriterium, die eigene, individuelle Verträglichkeit gegenüber antinutritiven Stoffen oder anderweitig unverträglichen Stoffen herauszufinden, bietet uns die Beschäftigung mit unserer *Somatischen Intelligenz* und den Signalen, die sie uns zukommen lässt: Wie reagiere ich auf bestimmte Speisen? Warum fühle ich mich von manchen Nahrungsmitteln lustvoll angezogen, während ich anderen regelrecht aus dem Weg gehe und sie meide? Und nicht zuletzt: Wie bekommt mir das, was ich esse? Fühle ich mich mit meiner Nahrung gut, oder kommt es vor, dass ich mich nach bestimmten Nahrungsmitteln unmittelbar, mittel- oder langfristig in meiner Stimmung oder körperlich beeinträchtigt fühle?

Rätselhafte Sternfruchtvergiftung

Dank des weltweiten Handels werden immer mehr exotische Früchte bei uns angeboten. So auch die meist aus den Tropen oder den Subtropen stammende *Karambole,* die bei uns gewöhnlich als *Sternfrucht* verkauft wird. Sie wird landläufig als Obstrohkost uneingeschränkt empfohlen. Ihr leicht säuerliches bis süßes Fruchtfleisch bereitet gesunden Menschen meist keine größeren Probleme: Bei Menschen mit Niereninsuffizienz führt ihr Genuss jedoch oft zu fatalen Vergiftungserscheinungen, die von Erbrechen und einer Eintrübung des Bewusstseins über Muskelschwäche und Taubheit der Extremitäten bis hin zu Lähmungen und Krampfanfällen reichen können. Eine unverzügliche Dialyse (»Blutwäsche«) kann hier Leben retten. Patienten, bei denen nicht dialysiert wird, versterben häufig. Das für die Vergiftungswirkung zuständige Gift in der Karambole konnte von Forschern bisher nicht identifiziert werden.

Die Wirkung vermeintlich harmloser Nahrungsmittel

Die sogenannte Weintrauben-Vergiftung gilt als ein veterinärmedizinisch gesichertes Krankheitsbild: Bereits eine verabreichte Menge von etwa 10 Gramm Trauben pro Kilogramm Körpergewicht oder vergleichbar knapp 3 Gramm Rosinen führt bei manchen Hunden zu Bauchschmerzen, Abgeschlagenheit und in schweren Fällen sogar zum Tod des Tieres durch Nierenversagen. Die dafür verantwortlichen Substanzen konnten bislang nicht gefunden werden. Als sicher gilt jedoch, dass es sich um Stoffe handelt, die sowohl in den Weintrauben selbst als auch im bei der Traubenpressung anfallenden Trester vorhanden sind. Auch reagieren nicht alle Hunde gleich auf Weintrauben. Offenbar besteht bei den Vierbeinern eine individuelle Disposition zur Verträglichkeit oder Unverträglichkeit der Beeren, so wie wir es im Hinblick auf viele andere, oft als harmlos angesehene Nahrungsmittel bei den Menschen kennen.

Natürlich lässt sich dieses Beispiel nicht eins zu eins auf den Menschen übertragen. Es zeigt jedoch, zu welch drastischen Reaktionen eine von uns oft verklärend angesehene »Gesundkost« mit den in ihr natürlich enthaltenen Giften in der Lage sein kann.

Wechselwirkungen von Naturkost und Medikamenten

Ohne Frage tut Naturkost vielen Menschen gut. Wie wir gesehen haben, muss sie dennoch nicht immer und uneingeschränkt so harmlos und heilbringend sein, wie oft dogmatisch behauptet wird. Trotz – oder gerade wegen – ihrer vielen möglichen positiven Eigenschaften kann Vorsicht geboten sein. Und zwar auch aufgrund der Wechselwirkungen mit einer ganzen Reihe von Arzneistoffen. Es ist sogar zu vermuten, dass mit zunehmenden Forschungserkenntnissen auf diesem Gebiet noch weitere Wechselwirkungen entdeckt werden.

Gerade als *gesund* bezeichnete Nahrungsmittel können Arzneimittel in ihrer Wirkung abschwächen, sie aufheben, verstärken oder auch deren Nebenwirkungen verstärken. Die Folgen können je nach Kombination in schweren Fällen sogar Therapieversagen und Tod durch Vergiftung sein.

Zuweilen zeigt sich allerdings nicht nur im Rahmen bestimmter Erkrankungen eine Veränderung der Ernährungsvorlieben des betreffenden Patienten, sondern auch, wenn ein Mensch bestimmte Medikamente einnimmt. Nicht selten verändern sich durch Medikamente sowohl die Essgelüste eines Menschen als auch die Bekömmlichkeit dessen, was er zu sich nimmt.

Selbst wenn der *Somatischen Intelligenz* bezüglich der Wechselwirkungen zwischen Nahrung und Medikamenten enge Grenzen gesetzt sind, ist es ausgesprochen hilfreich, mit den Signalen des Körpers achtsam umzugehen.

Um den Gesundheitsstatus zu verbessern, greifen immer mehr Menschen zu Vitaminpräparaten. In Kombination mit bestimmten Arzneien kann die Einnahme der Präparate allerdings schwerwiegende Folgen haben. Wird etwa zu dem Antiepileptikum Phenytoin zusätzlich Folsäure verabreicht, führt dies unter Umständen zu längeren und häufiger auftretenden epileptischen Anfällen.

Werden Mineralstoffe und Spurenelemente, wie Calcium, Eisen oder Zink, ohne fachlichen Rat eingenommen, kann dies die Aufnahme und Wirkung von Antibiotika hemmen. Durch die in Vollkornprodukten vorkommende Phytinsäure wiederum kommt es zu einer beträchtlichen Drosselung der Mineralstoffaufnahme (➠ siehe auch den Abschnitt »Getreide«, Seite 34 ff.).

Auch die *Tannine* genannten Gerbstoffe – zum Beispiel im oft völlig ahnungslos als uneingeschränkt *gesund* bezeichneten und damit beworbenen Grünen Tee sowie in Walnüssen, der Heilpflanze Hamamelis oder in Schwarztee – können die Aufnahme von Eisen und eisenhaltigen Medikamenten behindern. Tannine können außerdem die Wirkung des Asthmamittels Theophyllin unerwünscht verstärken. Ebenfalls aufgrund des erhöhten Tanningehalts können ähnliche Effekte bei Kakifrüchten auftreten, allerdings nahezu ausschließlich, wenn sie in unreifem Zustand gegessen werden; die reifen Früchte enthalten ungleich weniger Tannin und sind daher wesentlich besser bekömmlich.

Ballaststoffe aus faserreicher Ernährung, wie Müsli, Weizenkleie, Haferflocken, Haferkleie sowie Vollkornbrot oder -nudeln, können Körperfunktionen günstig oder ungünstig beeinflussen (➠ Seite 34 ff., 42). Zudem schränken sie häufig die Wirkung von Schmerzmitteln, Antibiotika, Schilddrüsenmedikamenten und Antidepressiva ein.

Besonders schwerwiegenden Einfluss haben Grapefruit, Pampelmuse, Bitterorange mit ihren Säften auf die Wirkung von Herz- und Blutdruckmitteln, Cholesterinsenkern, Antiallergika, Schlaf- und Schmerzmitteln, Antidepressiva und Asthmamitteln: Die bitteren Zitrusfrüchte enthalten nämlich die sekundären Pflanzenstoffe Naringin und Bergamottin, die den Abbau der genannten Medikamente in der Leber stark hemmen. Medikamentenvergiftungen, mitunter sogar mit Todesfolge, können daraus resultieren.

Piperin, der Träger des scharfen Geschmacks im schwarzen Pfeffer, hemmt den Abbau des Bronchien-erweiternden Asthmamittels Theophyllin. So kann der rege Gebrauch von Pfeffer unerwünschte Wirkungsverstärkungen des häufig verordneten Asthmamittels nach sich ziehen.

Antidepressiva enthalten vielfach sogenannte MAO-Hemmer. Diese schränken die Funktion der Enzyme ein, die bestimmte Botenstoffe abbauen und so die Konzentration stimmungsaufhellender Botenstoffe im Gehirn erhöhen. Allerdings geraten die Stimmungsaufheller in Konflikt mit protein- und tyraminhaltigen, gegärten, fermentierten, lange gelagerten Lebensmitteln wie Sauerkraut, weißen Bohnen, Käse, Joghurt, Sojasoße und Rosinen. Werden nun solche Lebensmittel zusammen mit MAO-Hemmern eingenommen, kann dies zum Teil drastische Bluthochdruckkrisen auslösen. Als problematisch gelten wegen ihres Tyramingehalts auch Bananen, Ananas, Muskatnuss und Feigen, wenn diese zusammen mit MAO-Hemmern verzehrt werden.

Auch die Kombination von Nahrungsmitteln beeinflusst die Bekömmlichkeit

Einerseits gibt es Unverträglichkeiten gegenüber Nahrungsmitteln, weil diese bestimmte Stoffe enthalten, mit denen der betreffende Organismus nicht zurechtkommt. Darüber hinaus kann der gleichzeitige Verzehr mehrerer, einzeln eigentlich gut verträglicher Speisen Probleme bereiten, weil es zwischen den einzelnen Komponenten zu Wechselwirkungen kommt. Häufigstes Beispiel hierfür ist die Kombination von Obstrohkost und gutbürgerlicher Garkost.

Vielen Menschen bekommt rohes Obst, etwa Äpfel, Birnen oder Orangen, ohne andere Nahrungskomponenten und auf leeren Magen sehr gut. Wird das gleiche Obst hingegen als Dessert genommen, zum Beispiel im Anschluss auf Nudeln mit Gulasch, kommt es bei manchen Menschen zu Problemen.

Die Erklärung: Aufgrund seines hohen Wasser- und niedrigen Fett- und Proteingehalts passiert frisches Obst einen ansonsten leeren Magen (z. B. beim Frühstück) leicht und schnell. Befindet sich dort hingegen bereits die besagte, frisch eingenommene Mahlzeit mit entsprechenden Protein- und Fettanteilen, wird diese eine Magenverweildauer von mindestens vier bis fünf Stunden haben. Isst man nun zum Nachtisch Frischobst, verhindern die Nudeln mit Gulasch eine schnelle Magenpassage. Und so beginnt das Obst in den folgenden fünf oder sechs Stunden bei einer Magentemperatur von 37 Grad zu gären. Dabei entstehen im Magen unter anderem Gase, die Blähungen machen und die weitere Verdauung behindern. Die Magen- und Darmschleimhaut werden dabei strapaziert, und für den Organismus zusätzlich erschwerend können diese Gase in den Blutkreislauf übergehen.

Ob jemand davon betroffen ist, lässt sich nur feststellen, wenn der Betreffende achtsam wahrnimmt, ob ihm die kombinierten Nahrungs-

mittel bekommen. Sensibel reagierende Menschen sollten deshalb darauf achten, Obstsorten, die sie normalerweise gut vertragen, am besten nur morgens oder zu Beginn einer Mahlzeit zu sich zu nehmen.

Was tut mir gut?

Seit den 1970er-Jahren gilt Naturkost vorbehaltlos als Garant für Gesundheit. Möglichst naturbelassen zu essen, thermische, mechanische und chemische Verarbeitungsschritte möglichst gering zu halten, avancierte von der Kostform einiger Außenseiter zum zeitgemäßen, uneingeschränkt gesunden Mainstream. Nicht beachtet wird dabei oft, dass gerade eine solche Kost ein weites Spektrum an Stoffen enthält, die für den Menschen, je nach individueller Konstitution und Lebenslage, auch Probleme verursacht. Denn nicht jeder Mensch verträgt die Stoffe, die die Pflanze produziert, um sich Fraßfeinde oder andere aggressive Umweltreize vom Leib zu halten.

Neben der Empfehlung, sich über mögliche schädigende Wirkungen verschiedener Früchte, Pflanzen und Kräuter kundig zu machen, können wir uns durchaus auch an den Esstraditionen der Weltbevölkerung orientieren. So gut wie überall begannen die Menschen bereits vor langer Zeit, ihre Nahrung zu verarbeiten, sie zu kochen, zu braten, einzulegen oder zu fermentieren, um sie von unliebsamen Anteilen zu befreien. So stellte man Genießbarkeit und Bekömmlichkeit her und betrieb zugleich Gesundheitsvorsorge.

Um individuell kritische Nahrungssubstanzen zu vermeiden, sollten wir unbedingt darauf achten, wie uns welche Nahrung bekommt. Selbstverständlich gilt die Anregung, auf die individuelle Bekömmlichkeit dessen zu achten, was wir essen, nicht nur für naturbelassene Kost, sondern sollte auf alle Speisen angewendet werden, die uns zur Verfügung stehen.

Ich habe den Bereich Naturkost nur deswegen so ausführlich beleuchtet, weil er in den herkömmlichen Ernährungsempfehlungen selten kritisch behandelt wird. Wer spürt, dass er etwas nicht verträgt, sollte es weglassen. Für manch einen mag das ein Gurkensalat sein, für den anderen rohe grüne Paprika, für den Dritten ist es der Bohneneintopf und für den Vierten der Schokoriegel. Entwickeln Sie Selbstbewusstsein: Beobachten, spüren, erfahren Sie für sich, wie Ihnen die Dinge, die Sie essen, bekommen.

Ernährungskonzepte und individuelle Ernährungsbedürfnisse

Einige traditionelle, auf Erfahrungsheilkunde basierende Ernährungskonzepte vertreten genau diese Sichtweise: Nicht für jeden Menschen ist die gleiche Kost die richtige. So sind zum Beispiel in den Ernährungssystemen der über viele Jahrhunderte hinweg entwickelten *Traditionellen Chinesischen Medizin* oder im *Ayurveda* die genetische Konstitution, die Lebenssituation und die Bekömmlichkeit der Speisen wesentliche Kriterien typgerechter Kost. Niemand würde in einem solchen System einem Menschen anhand einer Ernährungspyramide oder standardisierter Nährstoffmengentabellen gesunde Ernährung näherbringen wollen.

Auch in der als traditionell europäisch bezeichneten Medizin der *Hildegard von Bingen* geht man noch heute von der Bekömmlichkeit der gegessenen Kost als einem der wichtigsten Kriterien einer artgerechten Kost aus.

Untermauert wird die etablierte moderne Medizin durch die Erkenntnisse des bereits erwähnten Internisten und Neurologen *Karl Pirlet* (➠ Seite 42 f.). *Pirlet* kam nach jahrzehntelanger Auseinandersetzung mit der Thematik zu dem Schluss, dass die Bekömmlichkeit einer Kost auf Dauer den wichtigsten Faktor für ihre Gesundheitswirkung ausmache. Das Problem sah er dabei weniger in der Naturbelassenheit der Nahrung an sich, sondern in den individuell unterschiedlichen Fähigkeiten der Menschen, diese Nahrung zu verdauen und zu vertragen.

Entsprechend kritisierte *Pirlet* schon damals Ernährungsberater, die Roh- oder Vollwertkost für alle Menschen per se als die ideale Kost empfahlen. *Pirlet* war wie den vielen Vertretern *Traditioneller Chinesischer Medizin* und *Ayurveda* bewusst, dass ein diätetischer Therapeut die komplexen Zusammenhänge zwischen Nahrungsmittel einerseits und dem jeweiligen verdauenden und verstoffwechselnden Menschen andererseits mit berücksichtigen müsse.

Wer einen diätetischen Rat geben will, sich dabei aber nur an standardisierten Zufuhrempfehlungen orientiert, ohne die immer wieder andere, individuelle Konstellation des betreffenden Menschen zu verstehen, der handelt eindimensional und präventiv wie therapeutisch unvernünftig. Hier wird, wie bereits so oft, Ernährungslehre zur Ideologie.

Wer eine deutlich naturbelassene Kost verträgt, wem sie bekömmlich ist und bei wem keine problematischen Wechselwirkungen (z. B. mit notwendigen Medikamenten) auftreten, für den besteht kein Grund, seine Ernährung umzustellen. Für viele Menschen ist eine deutlich naturbelassene Kost sogar ein wichtiger Gesundheitsfaktor. Wer jedoch nicht damit zurechtkommt und mit seiner täglichen Kost Verdauungsbeschwerden entwickelt, der sollte seine Ernährungsgewohnheiten zugunsten einer bestmöglichen Verträglichkeit variieren, selbst wenn diese Beschwerden nur geringfügig sind. Das bedeutet nicht, jegliche Frisch-, Vollwert- oder Naturkost zu meiden, sondern die entsprechende Auswahl durch Probieren individuell so zu gestalten, dass der betreffende Mensch eine bestmögliche Verträglichkeit erreicht.

VON DER NATURKOST ZUM HEILMITTEL – GESCHICHTLICHE BETRACHTUNG

In der Nachkriegsgeneration war es wichtig, dass täglich Fleisch auf den Tisch kam. Der Vater schneidet und teilt den Sonntagsbraten auf. Die Kindergeneration lehnt dieses archaisch-konservative Ritual ab. Der Metzgerssohn *Joseph (»Joschka«) Fischer* verweigert sich den Einstellungen des Establishments der 1960er-Jahre und schließt sich der Studentenbewegung an, wird Revoluzzer, Grüner, Jogger, Turnschuhträger und Vegetarier.

Weshalb spielt bei uns die Alternativ- und Naturkostbewegung eine derart wichtige Rolle – anders als in vielen anderen europäischen Ländern? Um zu verstehen, wie die heute so weit verbreitete Vorstellung vom gesunden, weil naturbelassenen Essen entstehen konnte, müssen wir nicht nur die medizinischen, sondern auch die historischen und kulturellen Hintergründe begreifen, auf die diese Annahmen zurückgehen.

Die Idee, möglichst naturgemäß und vollwertig zu essen, entstammt keineswegs, wie oft vermutet, der Ökobewegung der späten 1970er-Jahre, sondern lässt sich bis in die Epoche der Romantik, also bis ins 19. Jahrhundert, zurückverfolgen. Und wenn es um die Empfehlung naturbelassener Kost ging, spielten von Beginn an nicht nur medizinische, sondern vor allem naturwissenschaftlich nicht begründbare ideologische Betrachtungen und das Bestreben, anders zu sein als die Masse, eine wesentliche Rolle.

Romantik: Bürgerliche Fluchtbewegung und Sehnsucht nach Einssein mit der Natur

Eingeleitet durch die Industrielle Revolution fanden in Nordeuropa ab etwa 1800 schwerwiegende Umbrüche statt. Die Welt der Maschinen und Fabriken führte zu Verstädterung und Landflucht. Traditionelle Formen des ländlichen Lebens, etwa auf dem Kleingehöft, wurden abgelöst von neuen, unerprobten städtischen Lebens- und Wohnmodellen in engen Mietskasernen. Zugleich erfuhr das Leben durch den technischen Fortschritt eine bis dato nicht vorstellbare Beschleunigung. Die Anforderungen an die Menschen änderten sich drastisch. Das Leben wurde ungleich komplizierter. Auch alte Wertvorstellungen galten vielerorts nicht mehr, und neuere, zeitgemäßere griffen noch nicht, was zu einer weitreichenden gesellschaftlichen Verunsicherung führte.

Zudem eingeengt durch einen politischen Reformstau, machte sich in der Romantik nun Luft, was in den bestehenden – von der industriellen Rationalität geprägten – Verhältnissen nicht genügend Raum bekommen hatte: die Sehnsucht nach der *Einfachheit* der Lebensverhältnisse, nach Verhältnissen, wie sie vermeintlich vor der Industrialisierung vorherrschten. Es war die Sehnsucht nach sozialer Geborgenheit, nach Harmonie und Mystik, nach individueller Verwirklichung und nicht zuletzt nach Erlösung von den Problemen und Ängsten der Menschen, die durch die unabgeschlossenen, gesellschaftlichen Neuerungen entstanden waren.

Flucht vor der Realität

In der Kunst wie im Lebensstil der Romantiker äußerte sich fortan eine Neigung zum Rückzug aus dem neuen, rationalisierten, aber dennoch verunsichernden Leben dieser Zeit in fantastische, melancholische, idyllisch verklärte Weltbilder und Lebensweisen. Quasi als Gegenbewegung zu den Klassen, deren Leben durch die Neuerungen sozial wie auch materiell keine Beeinträchtigung erfahren hatte – nämlich die Reichen und Aristokraten –, entdeckten die Romantiker ihre besondere Vorliebe für schlichtes, naturbelassenes Essen, die bis dahin typische Kost der Armen.

In der Sehnsucht nach den vermeintlich einfacheren Lebensbedingungen der Vergangenheit und infolge der zunehmend naturfernen Arbeitsplätze fand eine unrealistische Verklärung der Natur und der Symbiose des Menschen mit ihr statt. Galt vorher der Begriff von Natur und Natürlichkeit oft als etwas Furchterregendes, so wurde sie in der Romantik zu einem beschaulichen, idealisierten Ort der Erholung, der Entspannung und der Unschuld: Das Bächlein im Walde, der röhrende Hirsch, der unberührt daliegende See und das beschauliche Bergidyll avancierten so zu den typischen Naturthemen romantischer Kunst. Die Natur wurde zu einer Metapher für Einheit und Harmonie sowie für die Hoffnung auf Erlösung, und sie wurde Metapher für die Utopie von der *Wieder-Einswerdung*. Nach der Entwurzelung und Entfremdung von der Natur, die durch die Industrialisierung entstanden war, sehnte man sich diese Einswerdung herbei.

In ihrem verklärten Blick auf das Wesen der Natur lieferte die Romantik die Vorlage für die Lebensreformbewegung, die sich ab 1850 unter dem Motto *Zurück zur Natur* als Gegenbewegung zur sich stetig beschleunigenden Industrialisierungswelle und dem neuen bürgerlichen Establishment entwickelte.

Zurück zur Natur – auch beim Essen

Inspiriert von der Romantik, formierte sich Mitte des 19. Jahrhunderts im deutschsprachigen Raum eine Alternativbewegung, wie sie die Welt zuvor noch nicht erlebt hatte. Ihr Motto war *Zurück zur Natur,* ihre Aktivisten waren zumeist Arbeiter und Bildungsbürger aus den Städten. Als Gegenbewegung zur Industrialisierung umfasste die Lebensreform Konzepte zur Neuorganisation praktisch aller Lebensbereiche, die sich im Zuge der fortschreitenden Industrialisierung verändert hatten und nun viele Menschen verunsicherten. So reichte das Spektrum der Lebensreform von neuen Konzepten der Naturheilkunde über eine neue Freikörper- und Fitnesskultur und den ökologischen Landbau bis hin zu neuen, alternativen Wirtschafts- und Gesellschaftsmodellen.

Absolut zentrale Bedeutung in der Lebensreformbewegung erlangte der Gedanke einer alternativen Form der Ernährung. Eine möglichst einfache und naturbelassene Kost wurde zum Markenzeichen der Lebensreformer, gewissermaßen als Gegenbewegung zum immer stärker werdenden Trend zu Konserven- und Fabriknahrung.

Mittel zum Anderssein

Gleichwohl es immer wieder Berichte über positive gesundheitliche Erfahrungen durch Vollkorn, Rohkost und Fleischverzicht gab: Naturköstler zu sein, diente schon damals immer auch als ein soziales Statement, als ein Symbol für ein Sich-Abheben von der konventionell lebenden, dem etablierten Zeitgeist folgenden Masse. So entstanden in dieser Epoche viele unterschiedliche Ernährungsformen, die sich mit ihrem extrem hohen Anteil an Rohkost drastisch von der herkömmlichen Art zu essen unterschieden. Je radikaler die Kostform, desto leichter fiel den Naturköstlern zugleich die soziale Abgrenzung von der Masse.

Schlank durch Naturkost

In der Mode wurde der *Schnürwahn* vom *Schlankheitswahn* abgelöst, der durch die hohen Rohkostanteile in der Nahrung leichter zu erreichen war. Daher kann man keineswegs von einer oft mit der Lebensreform in Verbindung gebrachten *Körperbefreiung* sprechen. Körperfülle – als Ausdruck einer Lust an Wohlstand, Opulenz und Genuss – avancierte fortan zum sozialen Makel. Die mittlerweile wissenschaftlich widerlegte Annahme, nur ein schlanker Mensch sei ein gesunder Mensch, fand zunehmend Anhänger, oft mitgeprägt von den Vorstellungen eines sittenstrengen Protestantismus. Die große, figurbewusste Ära der Diäten und Körpertrainingskonzepte, die bis heute andauert, hatte begonnen und mit ihr das Zeitalter der nach wie vor weit verbreiteten Essstörungen.

Die politische Dimension

Mit einer Reihe führender Lebensreformer, die von der Idee des *gesunden Volkskörpers* begeistert waren – was sie mit einer *naturgemäßen Lebensweise* zu erreichen meinten –, führten manche Zweige der Lebensreform, auch solche des Vegetarismus und der *Naturkost,* direkt in den Nationalsozialismus.

Ernährung im Dritten Reich

Wie stark der Nationalsozialismus von den Einflüssen der Romantik und ihrer Lebensreformen geprägt war, zeigt sich nicht zuletzt in der Vorstellung einer möglichst naturbelassenen Kost, die während des *Dritten Reichs* von Staatsseite ausgegeben wurde.

Einerseits waren etliche Nationalsozialisten historisch bedingt von Jugend an mit den Ideen der Romantiker und Lebensreformer vertraut und verbunden. Andererseits erschien die Vorgabe einer möglichst naturbelassenen, vollwertigen Ernährung noch aus anderen triftigen Gründen besonders attraktiv für die Argumentationen der Nationalsozialisten.

Naturkost als »Arierkost«

Auf der einen Seite kam den Nationalsozialisten die Idee einer naturbelassenen, vollwertigen Kost als typisch deutsche, angeblich traditionell germanische Ernährungsform gelegen, um sich von der traditionellen jüdischen Art zu essen abzugrenzen. So unterschied man sich auch beim Essen durch eine vermeintlich *typisch deutsche* Ernährungsidentität von der von Speisegesetzen geprägten jüdischen Ernährungsweise. Damit konnte man auch über das Essen definieren, wer zur Volksgemeinschaft gehörte. Das kam zwar ohnehin bereits durch Restaurantverbote für Juden und Zigeuner zum Ausdruck – oder durch Denunziation von *verdächtigen* Personen in Gaststätten. Durch den Kunstgriff jedoch, dem deutschen Volk noch eine eigene, angeblich traditionell geprägte Ernährungsidentität zu verpassen, wurde die Sonderstellung von *Ariern* erneut klar unterstrichen.

Getreu dem Motto »Zäh wie Leder, hart wie Kruppstahl, flink wie ein Windhund« umfasste das nationalsozialistische Ideologiegebilde zudem die Idee, eine naturbelassene, grobschlächtig-kernige Kost bringe außerdem besonders robuste, kräftige Soldaten und fruchtbare Mütter hervor. Eine Überlegung, die nach nunmehr über acht Jahrzehnten Forschung immer noch medizinische Ergebnisse liefert, obwohl diese keineswegs so eindeutig geklärt sind, wie manchmal behauptet wird.

Das Wohl des Einzelnen?

Wie sehr es sich beim Thema Ernährung damals allerdings um ein politisch-ideologisch durchwirktes Thema handelte, zeigt die Verlautbarung von *Franz Wirz,* dem damaligen Beauftragten für Ernährungsfragen des Reichsgesundheitsführers: »Im nationalsozialistischen Staat handelt es sich niemals darum, dass es diesem oder jenem Menschen an sich, nach seinem eigenen Gesichtspunkt bemessen, gut geht, sondern es handelt sich darum, ob es dem ganzen Volk gut geht.«

So fremd diese Worte heute auf uns wirken und wie wenig wir damit gesunde Ernährung verbinden mögen, so lassen sie doch erkennen, wie sehr der Begriff *gesunde Naturkost* primär dem System dienen sollte und wie wenig es dabei um das Wohlergehen des einzelnen Menschen ging.

Vollkornbrot – »Arierbrot«

Unter Mitbeteiligung der *Deutschen Gesellschaft für Ernährungsforschung (DGEF)* setzte im *Dritten Reich* eine staatlich gelenkte Brotpolitik ein, die um die Verbreitung des letztlich unbeliebten Vollkornbrotes bemüht war. Und so integrierten die Nationalsozialisten den neuen Brotgedanken schließlich in ihre Ideologie: 1939 wurde die *Vollkornbrotpolitik* reichsweit institutionalisiert und ein *Reichsvollkornbrotausschuss* gegründet. Innerhalb weniger Jahre eröffneten Zehntausende Vollkornbäckereien. Vollkornbrot, so hieß es, sei gesund, nahrhaft und helfe, Karies vorzubeugen. Die moderne Brotnahrung hingegen (gemeint waren Weißmehlprodukte) »verderbe auf Dauer die Rasse«.

So avancierte das »gute, reine, deutsche Vollkornbrot« zu einem Nahrungsmittel, das »den deutschen Volkscharakter in besonderem Maße unterstreiche«. Das nunmehr auch als »typisch arisch« bezeichnete Brot wurde den Volksgenossen über das Kartensystem zugeteilt, während Nichtarier vom Verzehr ausgeschlossen blieben. »Bis zum Ende«, so der Experte *Uwe Spiekermann,* »schied das Brot zwischen Deutschen und Nichtdeutschen. Vollkornbrot hier – ›Russenbrot‹ dort.«

Als mit zunehmender Kriegsdauer die Nahrungsmittel im Reich immer knapper wurden, versuchte man, aus der Not eine Tugend zu machen: Der Mangel an Fleisch wurde zum Anlass genommen, sich mit dem Vegetarismus auf eine weitere, vermeintlich altgermanische Tradition zu berufen.

Fleisch sei schädlich, Vegetarismus dagegen gesünder und ursprünglicher. Selbst der Führer sei ja Vegetarier. »Wenn uns der deutsche Wald in verschwenderischer Fülle wildgewachsene Pflanzen und Früchte schenkt«, so ein Propagandatext, »dann ist es eine volksgesundheitliche Pflicht, das deutsche Volk an diese natürliche Quelle heranzuführen.«

Auch bei Obst und Gemüse kaschierte man die Knappheit mit dem Verweis auf Ursprung und Heimat. Weil kaum noch exotische Lebensmittel erhältlich waren, wurden heimische als höherwertig erklärt und somit Schlichtheit zum Ideal erhoben.

Das Vollkornbrot versuchte man dem Volk unterdessen weiter als »Urnahrung des deutschen Bauern« attraktiv zu machen. Hintergrund war jedoch, dass mit zunehmender Rohstoffknappheit sich das angeblich gesündere Vollkorn im Gegensatz zum Weißbrot leicht mit billigeren Zusätzen strecken ließ, etwa mit Kartoffelmehl oder sogar mit Sägespänen.

Nach dem Krieg trat 1953 die *Deutsche Gesellschaft für Ernährung (DGE)* die Nachfolge der reichsdeutschen *Gesellschaft für Ernährungsforschung* an. Ihre Funktionäre allerdings blieben in einer ganzen Reihe von Ämtern die gleichen. Auch *Franz Wirz*, zuvor noch »Ernährungsbeauftragter des Reichsgesundheitsführers«, gehörte weiter zur bundesdeutschen DGE.

Wenngleich es der DGE inzwischen sicher nicht mehr um eine Politisierung des Körpers geht: Ihre heutigen Empfehlungen für eine vollwertige Kost entsprechen noch immer in weiten Teilen den Kriterien einer »gesunden Kost« im *Dritten Reich*. Und die Frage nach der individuellen Bekömmlichkeit der in die Empfehlungen aufgenommenen Kost hat bis heute keinen Eingang in die »10 Regeln der DGE« gefunden.

➡ Iffi und das Fleisch

Iffi hat mit ihren 19 Jahren schon mehrere Ernährungsformen ausprobiert. Zuletzt hat sie neun Monate vegan gegessen. Anfangs fiel es ihr sehr leicht, auf tierische Produkte zu verzichten. In erster Linie wollte sie sich ohne Fleisch, Milch und Eier ernähren und dafür mit viel Frischkost etwas für ihre Figur tun. Ihr widerstrebten auch die Lebensbedingungen der Tiere in der Massenzucht gewaltig.

Nach etwa einem Vierteljahr ertappte sie sich immer öfter bei der Lust auf ein saftiges Steak, der sie jedoch zunächst nicht nachgab. Und zwar für sie aus gutem Grund: Nachdem sie in der Familie und bei Freunden eine Menge Widerstand und Reibung wegen ihrer neuen Lebensweise erfahren hatte und diese immer wieder vor anderen verteidigen musste, wäre es ihr wie ein Verrat an sich selbst und zugleich wie ein Schwächeeingeständnis den anderen gegenüber vorgekommen. Die Gelüste auf Fleisch, ein Glas Buttermilch oder Spiegeleier mit Speck nahmen jedoch weiter zu.

Während vielen Menschen bei ausreichender Versorgung mit Proteinen, Vitaminen und Mineralstoffen ein veganes Leben gut bekommt, scheint es für Iffi nicht das Richtige zu sein. Fünf weitere Monate, in denen sie zwar acht Kilo abnahm, sich aber zunehmend schwach, schläfrig und antriebslos fühlte, hielt Iffi dennoch stand.

An einem Frühlingsabend, an dem beim Griechen gegenüber im Freien gegrillt wurde, war es dann so weit: Die Spannung zwischen eigenem geistigen Anspruch und den untrüglichen Signalen des Körpers erreichten ihren Höhepunkt. Durch das geöffnete Fenster stieg ihr der Geruch von gegrilltem Fleisch und Gemüse in die Nase, und dabei spürte sie, dass es an der Zeit war, die selbst auferlegten Ernährungsregeln über Bord zu werfen und einfach dem zu folgen, was ihr Körper ihr eigentlich schon seit einiger Zeit mitteilte.

Eine halbe Stunde später saß sie vor einem griechischen Grillteller mit Zaziki,

Reis und Krautsalat. Sie übertrieb es nicht mit dem Fleisch, sondern aß ganz aufmerksam und vorsichtig nur so viel, wie es ihr Gefühl ihr vorgab. Und es bekam ihr. Dass Nachbarn und Bekannte mitbekamen, wie sie die Regel brach, die sie monatelang verteidigt hatte, störte sie nicht sonderlich. Zu lange hatte sie gegen ihre Körpersignale gelebt, was sie aufgrund der auftretenden Symptome längst gespürt hatte.

In den kommenden Wochen behielt sie ihren hohen Frischkostanteil zwar bei, wenn sie jedoch Lust auf tierische Kost hatte, gab sie ihr nach. Das Schwächegefühl trat in den kommenden Wochen immer seltener auf und war bald ganz verschwunden. Um die aus ihrer Sicht ethisch nicht korrekte Massentierhaltung nicht zu unterstützen, greift sie, wann immer es ihr möglich ist, zu Produkten aus ökologischer Tierhaltung.

Ökobewegung und Naturkost seit den 1970er-Jahren

In verblüffender Ähnlichkeit zur Romantik und ihren Lebensreformen entwickelte sich im deutschsprachigen Raum in den 1970er- und 1980er-Jahren eine weit verbreitete Alternativbewegung. Auch diesmal waren die drastischen Folgen des allgemeinen Wertewandels durch Industrialisierung und Umweltzerstörung entscheidende Themen. Und auch diesmal propagierten die neuen Lebensreformer eine möglichst naturbelassene Kost und eine vegetarische Lebensweise, tendierten zum Einkauf im Bioladen und riefen zum zweifelsfrei löblichen Tierschutz und zum Boykott der Massentierhaltung auf.

Anders als die Eltern

Wie in der Romantik wurde bewusst oder unbewusst mit den gängigen Ernährungstraditionen des Establishments gebrochen. Symbolisch gesehen war es auch ein Bruch mit den Werten der Elterngeneration. Bei allen ehrenwerten Argumenten der Ökobewegung, die einen respektvollen, nachhaltigen Umgang mit der Natur propagierten: Sich alternativ zu ernähren, diente und dient nach wie vor einer gesellschaftlichen Positionierung. Mitunter geht es eben nicht darum, gewachsene Ernährungstraditionen konstruktiv weiterzuentwickeln, sondern darum, sie radikal und symbolträchtig durch Roh-, Vollwert- oder makrobiotische Körnerkost zu ersetzen. Naturkost also nicht nur einer vermeintlich besseren Gesundheit, Ökologie oder Ethik zuliebe, sondern zugleich als ein wirksames Mittel zur Selbstdarstellung, Abgrenzung, Identitätsstiftung und Selbsterhöhung.

Die Zurichtung des Menschen und seines Nahrungstriebes

Nicht nur im *Dritten Reich,* sondern durch alle Epochen hindurch schwingt bei der Entstehung von Kostempfehlungen, Trainingsmethoden und damit verflochtenen Lebens- und Körperidealen immer auch die Tendenz mit, durch Reglementierung Kontrolle auszuüben, das Verhalten von Menschen normieren zu wollen, die Betroffenen entsprechend einer Ideologie zuzurichten sowie in Verhalten und Form zu fesseln und zu bündeln. Nicht von ungefähr haben die Begriffe *fesseln, bündeln* und *Faschismus* den gleichen lateinischen Wortstamm *fascis.*

Psychologisch gesehen verbirgt sich hinter dem Bestreben, bestimmten Ernährungs- und Schönheitsidealen zu entsprechen oder solche zu erreichen und sie zu fördern, nicht nur ein reines, freies und selbstbestimmtes Streben nach Wohlergehen und Lebensqualität. Stattdessen wird der Körper zum Einflussbereich eines Ideals oder einer Ideologie erklärt. Und er darf dieser Ideologie entsprechend zugerichtet werden. Psychologisch gesehen geht es dabei hinter der Fassade von glücklich und sportiv wirkenden Idealen jedoch oft schlichtweg um die Angst, von den Normen oder den formellen Vorstellungen einer Obrigkeit oder einer Gesellschaft abzuweichen.

Naturkost ist mehr als Gesundheitskost

Der *Zurück-zur-Natur-* und der *Naturkost-Gedanke* haben in den Industrieländern Tradition. Allerdings – entgegen der landläufigen Meinung – nicht immer als ein medizinisch nachweisbarer Gesundheitsfaktor, sondern des Öfteren auch, um Ideologien zu stützen, ideologiekonforme Körperideale zu verfestigen, fragwürdige Politik zu rechtfertigen, die Sehnsucht nach Natürlichkeit auszudrücken. Eine Natürlichkeit, die uns über der Technisierung unseres Lebens verloren gegangen ist. Durch spezielle Kostgewohnheiten will man sich nun von anderen Gruppen abheben und ein soziales Alleinstellungsmerkmal haben.

Der Nachweis, dass naturbelassene Kost nicht bei jedem Menschen unbedingt gesundheitsförderlich wirkt, dass Vollkorn und Rohkost in Mengen nicht jedem Menschen guttun, wurde im vorherigen Kapitel dargelegt (➠ Seite 32 f., 34 ff.). Der Aspekt hingegen, dass es sich dabei mitunter eher um sehr spezielle Formen einer Ersatzreligion handelt als um nachweislich wirksame, körperlich verträgliche Gesundheitspraxis, lässt sich nicht von der Hand weisen.

Frage: Sind die Deutschen wirklich die Schlauesten mit ihrem Vollkornbrot? Oder sind es doch die anderen mit ihrem Weißmehl?

Die Lösung ist sicher nicht, die alten, gewachsenen Traditionen und Gewohnheiten aufzugeben, sondern sie zu verbessern.

4 SOMATISCHE INTELLIGENZ UND ESSEN

Auf diesen Abend hatte Philipp sich schon seit Tagen gefreut, hatte seine Frau Sarah doch angekündigt, ihn mit seinem Lieblings-Wintergericht zu verwöhnen: Wiener Schnitzel mit selbst gemachten Pommes frites, dazu frisch gepressten Orangensaft und zum Nachtisch selbst gemachtes Eis. Er braucht nur daran zu denken, und schon läuft ihm das Wasser im Mund zusammen. Philipp freut sich auf den Duft, den Geschmack, die Textur des Essens, das schon seit Kindheitstagen zu seinen Leibspeisen gehört.
Am Vormittag fühlt Philipp sich noch kraftvoll, als könne er Bäume ausreißen. Gegen 16 Uhr spürt er plötzlich ein Kratzen im Hals und fühlt sich flau. Ein paar Minuten später dämmert ihm, dass er sich eventuell mit der Grippe angesteckt hat, die seit ein paar Tagen in der Firma umhergeht.
Auf der Heimfahrt überkommen ihn schon Fieber und Schüttelfrost, und als er schließlich die Wohnungstür öffnet und den Geruch seiner Leibspeise wahrnimmt, hat er keinen Appetit, sondern ein Gefühl starker Abneigung. Jetzt das Schnitzel und die Pommes essen geht gar nicht. Stattdessen gelüstet ihn nach klarem Wasser, und auch Sarahs frisch gepressten Orangensaft hat er sich bereitwillig in einem Zug einverleibt.

Vermutlich haben Sie selbst schon solche Situationen erlebt: Lust, Heißhunger auf eine bestimmte Kost kann mitunter umgehend schwinden oder sich sogar binnen Sekunden ins Gegenteil verkehren. Im Fall von Philipp und seiner Grippe hat sich sein Beuteschema in Sachen Nahrung binnen Minuten so drastisch verändert, weil die Bedürfnisse seines Körpers ebenso Hals über Kopf umgeschlagen sind. Nicht einer x-beliebigen Laune hat Philipp diesen Umstand zu verdanken, sondern einem höchst praktikablen, das Überleben sichernden Mechanismus seines Körpers. Dieser versucht nämlich auf diesem Weg, sich der neuen Situation anzupassen und die zunächst wichtigste Aufgabe optimal anzugehen, nämlich den Grippeerreger zu bekämpfen. Fleisch und Frittiertes würden jetzt viel zu lange den Magen belasten, bevor die Nährstoffe dem Körper als zuträgliche Energiequelle zur Verfügung stehen würden. Durch eine solche umfangreiche Verdauungsarbeit würde dem Immunsystem im akuten Kampf gegen das Virus sogar noch Energie abgezogen.

Die veränderten Bedürfnisse in Bezug auf das Essen stellen sozusagen eine Instanz zum Selbstschutz dar. Und das Interessante daran ist, dass diese spontane Änderung des Beuteschemas gänzlich unbewusst geschieht, also ohne Zutun unserer Vernunft oder unseres angelesenen Ernährungswissens. Ohne dass wir groß darüber nachdenken müssten, gibt uns der Körper in dieser drastischen Situation genau zu verstehen, was getan (respektive gegessen) werden muss und was man besser unterlassen sollte: Klares Wasser und Orangensaft bedürfen zu ihrer Aufnahme in den Organismus nur eines Minimums an Energie. Sie unterstützen aufgrund des durch das Fieber entstandenen erhöhten Bedarfs an Flüssigkeit die Bekämpfung des aggressiven Grippevirus. Sie sind also situativ willkommen. Folglich werden sie vom Körper bejaht, und wir entwickeln Lust darauf.

Diese Fähigkeit des Organismus bezeichnen wir als *Somatische Intelligenz*. Sie ist eine Form von Intelligenz, der in den westlichen Gesundheitswissenschaften bisher nur wenig Aufmerksamkeit geschenkt wurde.

Verschiedene Formen von Intelligenz

Grundsätzlich können wir grob zwischen vier Formen von Intelligenz unterscheiden, die ständig neben- und miteinander bei uns wirken.

1. Da gibt es zum einen die in unserer Kultur am höchsten angesehene *Rational-kognitive Intelligenz* unseres Großhirns, die wir nutzen, um Probleme und Konflikte zu lösen und um Sinnzusammenhänge zu erkennen.

2. Daneben wirkt die *Biologische Programmintelligenz* unseres limbischen Systems, die zum Beispiel unser Verhalten in archaischen Begegnungs- und Konfliktsituationen – wie *Mann trifft attraktive Frau* oder Territorialverhalten zwischen Männern oder zwischen Frauen – mitbestimmt, ohne dass wir lang darüber nachdenken müssen.

3. Zudem gibt es die *Somatische Intelligenz*. Sie steuert den Organismus vegetativ, das heißt ohne Zutun des Bewusstseins, und zwar mit dem Ziel, die Organe und Funktionssysteme des Organismus durch Anpassungsleistungen möglichst harmonisch miteinander arbeiten zu lassen. Doch auch bezüglich der Nahrungsaufnahme und Nahrungsbeurteilung ist die *Somatische Intelligenz* am Körpergeschehen beteiligt. Denn oft ist es gerade die *Somatische Intelligenz,* die uns mit ihren Signalen wichtige Informationen über unsere Ernährungsbedürfnisse gibt, indem sie uns zum Beispiel Lust oder Unlust auf ein bestimmtes Essen macht oder uns über das wichtige Kriterium der Bekömmlichkeit zu verstehen gibt,

ob eine bestimmte Kost gerade eher günstig für uns war oder nicht. Die Signale der *Somatischen Intelligenz* entstehen vegetativ, also ganz ohne unser bewusstes Zutun. Je nach Achtsamkeit, die wir ihnen entgegenbringen, können wir sie uns jedoch bewusst machen.

4. Eine weitere Instanz, die wir auch *Intuitive Intelligenz* nennen, sorgt unterdessen dafür, dass diese unterschiedlichen Formen von Intelligenz im Organismus laufend, also auch bei der Nahrungsaufnahme, miteinander kooperieren und in annähernde Übereinstimmung gebracht werden.

Alle diese Formen von Intelligenz sind für den Lebens- und Entwicklungsprozess eines Menschen wichtig. Der in unserer Kultur wohl am wenigsten beachtete Bereich ist jedoch die *Somatische Intelligenz*.

Gründe für Nahrungsvorlieben

Zweifelsfrei kann es eine Reihe von Gründen haben, warum wir in unterschiedlichen Situationen unterschiedliche Nahrungsgelüste entwickeln, warum die Lieblingsspeise des einen noch lange nicht die eines anderen sein muss und warum wir manche Speisen lieber essen als andere, während wir gegen manch anderes sogar Abneigung oder Ekel empfinden. Dabei spielen unsere familiäre, gesellschaftliche und kulturelle Prägung, Geschlecht, Stimmung und Emotionen, das Klima und natürlich das verfügbare Nahrungsangebot eine Rolle. Auch der Zeitgeist und mit ihm verbundene

Glaubenssätze und Moralvorstellungen üben Einfluss auf unsere Essgewohnheiten aus, manchmal sogar gegen die Interessen des Körpers (mehr dazu ➙ Kapitel 2, Seite 19 ff., und Kapitel 5, Seite 95 ff.).

Und es gibt eben noch einen weiteren Faktor, der unser Essverhalten vorteilhaft beeinflusst: die Fähigkeit des Körpers nämlich, nach einer Kost zu verlangen oder auf sie mit Bekömmlichkeit zu reagieren, weil sie momentan wichtig ist, um optimal funktionieren zu können, bzw. durch Abneigung die Aufnahme von Nährstoffen zu verhindern, die im Moment dem Organismus nicht zuträglich sind.

Hunger, Lust und Abneigung

Nicht jedem bekommt jedes Essen gleich gut. Gerade vor dem Hintergrund, dass die Medizin- und Ernährungswissenschaften eine Vielzahl von antinutritiven Substanzen (➙ Seite 38 ff.) nachweisen konnte, gewinnen viele altbekannte, aber bislang oft unverständliche Phänomene von Aversionen gegen bestimmte Nahrungsmittel eine ganz neue Bedeutung und Plausibilität. Lautete bei Nichtbelieben einer bestimmten Kost das allzu vorschnelle Urteil oft *Einbildung*, *Verwöhnung* oder *Spleen,* so können genauso gut triftige körperliche Gründe dahinterstecken, wenn Menschen bestimmte Nahrungsmittel einfach nicht mögen und sie ablehnen.

Es muss sich also nicht gleich um launische oder verzogene Kinder handeln, nur weil sie keine Gurken, Kräuter, Spinat oder bestimmte Obst- und Gemüsesorten mögen, während andere genau diese Lebensmittel für ihr Leben gern essen.

Gut möglich, dass manche gegenüber Gurken und Zucchini schlichtweg wegen der darin enthaltenen Cucurbitacine eine Abneigung hegen, die bei empfindlichen Menschen nachweislich schon zu schweren Magen-Darm-Problemen und Kreislaufproblemen geführt haben.

Gut möglich ist auch, dass so manches Kind ganz von sich aus partout keinen Spinat, Mangold oder Rhabarber mag, weil die enthaltenen Konzentrationen an Oxalsäure bei entsprechend sensibler Konstitution die Neigung zu Blutgerinnungsstörungen und Harnsteinbildung entscheidend ungünstig beeinflussen.

Gut möglich, dass aufgrund der in der Schale befindlichen Stoffe (➡ Seite 22 ff.) manche Kinder intuitiv Äpfel nur geschält mögen.

Und nicht zuletzt ebenfalls möglich, dass viele Abbrüche sogenannter »Spezialdiäten« mit fest vorgegebenen Nahrungsmitteln nicht an einem Mangel an gesunder Selbstdisziplin, sondern vielmehr an lebenswichtigen Schutzmechanismen des Organismus scheitern. Mechanismen, die den Körper unbewusst gegen die Diätvorgaben schützen, die schädigende Konzentrationen bestimmter Nahrungsbestandteile enthalten oder die ihn daran hindern, individuell nützliche Nährstoffe aufzunehmen (➡ Seite 19).

Kopfhirn und Bauchhirn

Sicher haben Sie in verschiedenen Lebenslagen schon einmal das Wort *Bauchgefühl* verwendet. Ein Begriff übrigens, den es seit Hunderten von Jahren in unserer Sprache gibt. Über Bauchgefühl zu verfügen, kann landläufig zweierlei bedeuten: Einerseits verbinden wir damit die Fähigkeit zur Intuition. Andererseits beschreibt ein gutes Bauchgefühl das Vermögen, unter Mithilfe der Nervenzellen unseres Magen-Darm-Trakts zu erspüren, welche Kost uns gut und welche uns weniger gut bekommt. Über letztere Begabung verfügen wir, weil wir mit zwei faszinierend leistungs- und lernfähigen Nervenzentren ausgestattet sind, die permanent miteinander im Austausch stehen, um herauszufinden, welches Essen im Moment das richtige für uns ist. Dabei nimmt unser Kopfhirn zwar eine wesentliche Rolle ein, aber nicht die alleinige. Denn dass wir als Menschen über Jahrmillionen hinweg in praktisch allen Umgebungen, die uns die Natur bietet, überleben konnten, verdanken wir keineswegs allein unserem sogenannten Zentralnervensystem, sondern zu großen Teilen unserem *Gehirn im Bauch*. Dieses *Bauch-* oder *Darmhirn* setzt sich zusammen aus den Zellen des Solarplexus, einem sonnenförmigen Nervengeflecht im Bauchraum, sowie aus Hunderten Millionen Nervenzellen in Magen und Darm.

Evolutionär wurde unser *Gehirn im Bauch* weit vor dem Kopfhirn angelegt, um uns durch instinktive Hungergefühle die Nährstoffversorgung und damit das Überleben zu sichern. Insgesamt betrachtet, ist der Darm sogar das älteste bekannte Organ überhaupt, das sich bereits lange vor Herz, Haut oder Lunge entwickelte. Bevor sich Lebewesen aktiv bewegen, sehen, Sex haben oder sich paaren konnten, war die energetische Eigensicherung durch Nahrungsaufnahme das Hauptlebens- und Überlebensthema schlechthin. Der Nahrungstrieb ist also einer der allerältesten Triebe der Lebewesen.

Inzwischen hat die Evolution viele Lebewesen einschließlich den Menschen über das *Darmhirn* hinaus ein höchst umfangreiches Nervenbündel im Kopf entwickeln lassen. Und beide, sowohl Bauch- als auch Kopfhirn, arbeiten heute noch auf faszinierende Weise mit genau den gleichen Zelltypen, Funktionsmechanismen und Botenstoffen.

Bauch und Kopf: eine Symbiose

Faszinierenderweise haben beide Hirnversionen, *Kopf-* wie *Bauchhirn,* auch embryonal gesehen die gleiche Herkunft. Während sich der Fötus entwickelt, wandert ein Teil der Zellansammlungen, aus denen das Nervensystem entsteht, in den Kopf, während der andere Teil sich im Bauchraum ausbildet.

Manche dieser Nervenzellen im Bauchraum bleiben – verbunden über das Rückenmark – unter Kontrolle des Kopfes; andere hingegen bilden eine eigene, autonome Auswertungs- und Steuerungsinstanz. Das heißt nicht, dass das Bauchhirn im eigentlichen Sinn *denkt,* wie uns die Umgangssprache mit Ausdrücken wie »etwas aus dem Bauch heraus entscheiden« suggeriert (= intuieren). Doch das Bauchhirn ist lernfähig, zum Beispiel indem es rasch erkennt, dass ein bestimmtes Nahrungsmittel, das gerade mit der Darmschleimhaut in Kontakt kommt, den momentanen Bedürfnissen des Organismus eher entspricht oder umgekehrt.

Durch den zehnten Hirnnerv, auch *Vagusnerv* genannt, der beim Erwachsenen in zwei Nervenästen immerhin eine Stärke von jeweils mehreren Millimetern aufweist, sind die beiden Nervenzentren in Bauch und Kopf wie durch eine Art Standleitung direkt und fest miteinander verbunden.

So können sich die beiden Systeme in Kopf und Bauch durch ihre Informationsströme ständig miteinander austauschen und voneinander lernen. Dabei ist es mengenmäßig vor allem das Kopfhirn, das von der Dauerkommunikation mit seinem Partner aus der Tiefe des Torsos profitiert.

➡ Klaus allein zu Hause

Endlich ist es so weit: Klausis Eltern fahren in Urlaub, und er darf zum ersten Mal allein zu Hause bleiben. Zwei Wochen Ferien mit Fernsehen, Internet, lang aufbleiben und ausschlafen. Ohne Beschränkungen. Und was das Essen betrifft, hat Klaus klare Vorstellungen: Jeden Tag zu McDonald's. Jeden Tag Süßigkeiten und Snacks bis zum Abwinken, Cola als Hauptgetränk. So lässt es sich der Teenager gut gehen, schwelgt in all dem, was in der Familie höchst selten erlaubt ist.

Am fünften Tag allerdings, auf dem Weg in sein Stammlokal, ist etwas anders: Die Vorfreude auf das XL-Burgermenü, das er sich gleich bestellen wird, ist nicht mehr so ausgeprägt wie am Anfang. Als er es entgegennimmt und zu essen beginnt, will sich das sonst übliche Fast-Food-Glücksgefühl einfach nicht einstellen. Eine halbe Stunde später ist sich Klaus sicher, dass ihm das Essen bei McDonald's schon einmal besser bekommen ist. Und abends vor dem Fernseher hat er mit der Cola, den Chips und den Süßigkeiten ein ähnliches Gefühl. Ja, er spürt sogar eine unangenehme, innere Unruhe.

Beim Gang ins Bad fällt ihm auf, dass sich sein Hautbild verändert hat. Sie ist viel talgiger als sonst, und seine Pubertätsakne hat deutlich zugenommen.

Nach einer Nacht, in der er nicht so gut geschlafen hat wie in den Nächten davor, beginnt er den Tag diesmal intuitiv mit einer ausgiebigen Runde Jogging, einem leichten Schattenboxen und Liegestütze. Endlich fühlt er sich wieder etwas besser. Zum Frühstück macht er sich einen Obstsalat, unter den er einen Becher Naturjoghurt rührt, und dazu frisch gepressten Orangensaft. Alles Dinge, die ihm die Eltern im Kühlschrank hinterließen.

Als er gegen Mittag in die Innenstadt aufbricht, ist ihm klar, dass er heute weder Hamburger noch Pommes essen kann. Er entscheidet sich für einen frisch gepressten Orangensaft an einer Snackbar, später genehmigt er sich noch einen Becher Ayran. Bevor er am Nachmittag nach Hause geht, kauft er ein, weil er Lust auf Bratwurst mit Blumenkohl und Kartoffeln hat, so, wie es die Mutter öfters kocht.

Auch in den nächsten Tagen verzichtet er freiwillig auf das sonst so begehrte Fast Food, und sein Drang nach Süßigkeiten hat sich deutlich verringert. Dafür zieht er nun regelmäßig sein Sportprogramm durch und folgt immer mehr seiner Lust, nicht nur Süßes und Fertigessen zu verzehren, sondern vor allem Obst und Gemüse, das ihm besonders gut bekommt.

Für Klaus ist dies ein Augenöffner: Er fühlt sich nicht nur besser, auch seine Hautprobleme klingen jeden Tag mehr ab. Dafür wird er täglich stärker und ausgeglichener. Klaus hat sich selbst Maßhalten beigebracht. Nicht anhand aufgebürdeter Regeln, sondern an seinem eigenen Wohlbefinden orientiert.

Datenspeicher Darmhirn

Viele Informationen, die vom Bauch in den Kopf gelangen, werden direkt in unser Emotionszentrum eingespeist, das sich im limbischen System befindet. Das limbische System ist ein sehr alter Teil des Hirns, der für viele unbewusste, der Arterhaltung dienende Funktionen verantwortlich ist. Es wird auch als die geheime Machtzentrale des Menschen bezeichnet. Viele Emotionen und wichtige Körperfunktionen werden von hier aus gesteuert. Auch unser Belohnungszentrum ist im limbischen System angesiedelt.

Wie eng somit die Funktion des Bauchhirns auf psychosomatische Weise mit unseren emotionalen Belangen und unserer Gesamtverfassung zu tun hat, davon zeugen in unserer Sprache schon seit Jahrhunderten Redewendungen wie »Der Ärger ist ihm auf den Magen geschlagen«, »Da hat jemand etwas (Psychisches) noch nicht verdaut«, »Schmetterlinge im Bauch«, »Liebe geht durch den Magen«, »Bauchgefühl haben«, »Jemandem liegt etwas (Psychisches) schwer im Magen« oder »Schiss haben«, wenn ein Mensch aufgeregt oder angstvoll ist, oder auch »Der Mensch ist, wie oder was er isst«.

Mittlerweile vermuten einige Neurowissenschaftler, das Bauchhirn sei für unseren Gemütszustand und für psychosomatische Probleme wichtiger als das Kopfhirn.

Biochemisch kommen *oben* wie *unten* auch in Bezug auf die sogenannten *Glückshormone* die gleichen Substanzen vor, nur dass deren Konzentration und Rezeptorendichte im Bauch um ein Vielfaches höher als im Kopf zu sein scheint. So könnte sogar ein depressives Syndrom mitunter womöglich viel mehr mit Problem- und Spannungszuständen im Bauchraum zu tun haben als mit einem gestörten Hirnstoffwechsel. Dieser Sachverhalt erklärt auch, warum sich Nebenwirkungen der heute weit verbreiteten Antidepressiva aus der Klasse der Serotonin-Wiederaufnahmehemmer so oft im Bauchraum der betroffenen Menschen abspielen.

Befehl von ganz unten

Neben dieser wichtigen Rolle im Zusammenspiel von Leib, Geist und Emotion, die die Nerven des Bauchraums gemeinsam mit dem limbischen System des Kopfhirns innehaben, übernimmt das Bauchhirn seit Millionen von Jahren eine weitere lebenswichtige Aufgabe: die Analyse der in Magen und Darm aufgenommenen Nahrung und die Speicherung zugehöriger Informationen in einer Art körpereigenem Archiv für Nahrungsmittel- und Nährstoffdaten.

Der Darm: komplex und hocheffizient

Damit wir uns von der Leistungs- und Empfindungsfähigkeit unseres Verdauungstraktes ein Bild machen können, werfen wir zunächst einen Blick auf seinen Aufbau und die faszinierende Vielfalt seiner Funktionen. Die Länge des Darms beträgt beim Erwachsenen sechs bis acht Meter. Die Schleimhaut des Magen-Darm-Trakts hat ein ausgeklügeltes Muster der Oberflächenvergrößerung wie Faltenbildung sowie berg- und talartige Vertiefungen. Ihre Mikrostruktur bringt es auf eine Gesamtoberfläche von stattlichen 400 Quadratmetern. Durch die Vergrößerung der Kontaktfläche der Schleimhaut mit der Nahrung kommt es zu einer hocheffizienten Aufnahme des Gegessenen über die Schleimhaut in den Blutkreislauf. Darüber hinaus analysieren die in der Schleimhaut sitzenden Nervenzellen faszinierend genau und effizient die Nahrungsbeschaffenheit. Millionen chemischer Verbindungen werden dabei ständig erforscht und verarbeitet. Lebenswichtige Stoffe, aber auch gefährdende Substanzen, Gifte oder Fremdkörper werden dabei identifiziert. Ferner beherbergt der Darm gut ein Drittel unserer gesamten Abwehrzellen und ist somit bei Weitem unser größtes Immunorgan. So besteht eine seiner Funktionen darin, täglich Verteidigungsarbeit gegen Milliarden von Mikroorganismen und Krankheitserregern zu leisten und so dem Gesamtorganismus überhaupt erst das Überleben zu sichern. Eine große Anzahl an Immunzellen steht dabei in direkter Verbindung mit dem Darmhirn. Um permanent Versorgung und Verteidigung sicherzustellen, verfügt das Darmhirn, anders als alle anderen Bauchorgane, über die Fähigkeit, eigenständig Entscheidungen und Impulse zu treffen und einzuleiten. Es fühlt, folgert und handelt autonom und kann sogar losgelöst von Bewusstsein oder unbewussten Kopfhirn-Impulsen seine Arbeit erledigen.

Kopf und Bauch in Kooperation

Sobald wir etwas essen, beginnt unser Verdauungssystem, die Nahrung in ihre Bestandteile zu zerlegen. Unser Bauchhirn analysiert dabei die einzelnen Inhaltsstoffe und speichert diese Informationen in einer eigenen Gedächtniseinheit ab. Das geschieht übrigens mit den gleichen Substanzen, mit denen auch im Kopfhirn unsere Erinnerungen abgespeichert werden. Diese Analyse und Bewertung der Nahrung durch das Bauchhirn ordnet dieses dann in Attribute wie *optimal, passabel, schlecht* oder *gefährlich* und leitet sie ans Kopfhirn weiter, wo die Informationen ebenfalls abgespeichert werden. Dabei werden zusätzlich immer auch alle Informationen an das limbische System geschickt, wo die Daten des Bauchhirns mit emotionalen Aspekten verknüpft werden (etwa: *Schmeckt mir; macht mir ein gutes Gefühl; bekommt mir bestens,* oder: *Macht mir Probleme,* oder: *Hat eine katastrophale Wirkung*). Als Produkt all dieser Informationen ist der Körper in der Lage, die in der jeweiligen Lebens- und Körpersituation notwendigen Nährstoffe einzufordern. Wir nehmen dann diese Forderung mit unserer Empfindung *Hunger* oder *Abneigung* und den entsprechenden Emotionen wie *Lust, gerade uninteressant, unpassend* oder *Ekel* wahr.

Damit wir den essenziellen Nahrungsbedürfnissen unseres Körpers zur Lebenserhaltung nachkommen, werden wir sicherheitshalber mit Emotionen aus unserem Belohnungszentrum gelockt oder eben vor dem Verzehr unpassender oder als schädlich erkannter Nahrung durch ein Gefühl der Abneigung abgeschreckt.

Dieser Sachverhalt wird umso plausibler, wenn wir uns einmal unsere eigenen Emotionen bewusst machen, die immer wieder rund ums Essen auftreten, zum Beispiel:

- Wenn wir vor lauter Hunger schlechte Laune bekommen
- Wenn wir uns auf unser Lieblingsessen freuen
- Wenn wir das Wohlgefühl wahrnehmen, während wir das Essen zu uns nehmen
- Wenn Zufriedenheit und Wohlbefinden eintreten, nachdem das Essen bezüglich Geschmack und Bekömmlichkeit uns zufrieden gestellt hat.

Je achtsamer wir dabei mit unseren Emotionen und Körperreaktionen umgehen, desto besser können wir bei unserer Nahrungsauswahl und beim Essen auf die Bedürfnisse unseres Organismus eingehen.

➡ Hans und Anna

Hans war auf der Geburtstagsparty eines Freundes. Dort wurde viel Bier und Wein getrunken, und Hans hatte einige Drinks zu viel konsumiert. Am nächsten Tag wacht er mit Durst und Appetit auf etwas Deftig-Salziges auf. Der Alkohol hatte eine vermehrte Natriumausscheidung bewirkt, die wiederum zu einem vermehrten Wasserverlust führte. Die Signale, die ihm der Körper sendet, sind also mit hoher Wahrscheinlichkeit auf seine ›Somatische Intelligenz‹ zurückzuführen. Denn so stellt sein Körper sicher, dass Hans sich die verlorenen Salze wieder zuführt und seinen durcheinandergeratenen Wasserhaushalt möglichst schnell ins Lot bringt.

Neben Hans wacht auch Anna auf, die mit ihm auf der Party war und die Hans dort kennengelernt hat. Auch Anna war dem Alkohol nicht abgeneigt. Allerdings hat sich bei ihr nur leichter Nachdurst eingestellt, die Lust nach Salzigem, wie bei Hans, blieb bei ihr aus. Dieser Körperimpuls dürfte ebenso auf die ›Somatische Intelligenz‹ zurückzuführen sein, da Anna sich zum

Alkohol kräftig Salzstangen einverleibt hatte. Zwar kam es bei ihr durch den Alkohol ebenfalls zu einer verstärkten Ausscheidung von Natrium und Wasser, doch den relativen Natriummangel hat sie durch das Salzgebäck direkt wieder ausgeglichen. So drängt ihr Körper nun lediglich mit einem Durstgefühl nach Harmonisierung. Bei ihrem ersten gemeinsamen Frühstück mit Hans greift sie daher zu Marmeladenhörnchen und Obst statt wie er zu gut gesalzenem Rührei mit Speck.

Wie Mund und Nase mitentscheiden

Unser Bauchhirn ist allerdings erst dann absolut effizient und leistungsfähig, wenn der Geruchs- und der Geschmackssinn mit eingeschaltet werden. Denn unsere Sinne rund um Nase und Mund zeigen uns nicht nur an, welche Stoffe wir gern zu uns nehmen würden; sie vermitteln uns auch Aversionen gegenüber Essbarem (➡ Seite 69). Ähnlich wie bei der Korrespondenz mit dem Bauchraum sind bezüglich Geruch und Geschmack das Stammhirn und das limbische System zwei wichtige Knotenpunkte zur Verarbeitung der aufgenommenen Reize.

Von Beginn an hilft uns der Geschmackssinn bei der Bewertung und Auswahl unserer Nahrung. So haben uns im Lauf der Evolution bitterer und saurer Geschmack manchmal auf Nahrungsmittel aufmerksam gemacht, die unbekömmlich oder schädlich waren. Folgerichtig treten beide Geschmacksrichtungen auf, um unsere Aufmerksamkeit auf die Frage zu lenken, ob die entsprechende Kost wirklich gut für uns ist oder ob sie uns eher Schaden zufügen kann. Süße, salzige oder würzige Stoffe hingegen haben oft einen hohen kalorischen oder mineralischen Nährwert. Wessen Körper diese Nahrungseigenschaften gerade benötigt, wird die ausgelöste Geschmacksempfindung daher in aller Regel als angenehm empfinden. Nach diesem Prinzip hilft uns unser Geschmackssinn bis heute, momentane, für den Organismus schlechte Mangelzustände zu regulieren. Liegt zum Beispiel ein Mangel an Zucker oder Salz im Blut vor, führt dies oft zu einem besonderen Appetit auf süße Nahrung oder auf Salziges, der sich dann beim Essen der entsprechenden Kost in einem besonders angenehmen, belohnenden Geschmackserlebnis zeigt. Interessant ist hierbei, dass dieser spezifische Hunger nachgewiesenermaßen oft das Ergebnis einer Bedarfsanalyse unserer beiden großen Nervensysteme in Kopf und Bauch ist.

Eine ganz besondere Stellung unter den Geschmacksrichtungen nehmen die Bitterstoffe ein. Auf sie reagieren die meisten Menschen besonders ausgeprägt. Während wir nur eine ziemlich spärliche Anzahl von Substanzen als süß einordnen können, erkennt die Zunge mit über 20 verschiedenen Rezeptoren Tausende Stoffe als bitter. Weshalb wir gerade bei bitteren Substanzen so sensibel sind, ist damit zu erklären, dass viele Bitterstoffe toxisch sind. Wie im Falle von Pflanzenalkaloiden oder Bittermandel warnen uns die entsprechenden Rezeptoren vor Stoffen, die giftig für uns sein können.

Dass Menschen dennoch manchmal gern Bitteres essen, lässt sich wahrscheinlich ebenfalls auf eine somatische Intelligenzleistung zurückführen. Vermutlich hat es damit zu tun, dass manche bitteren Stoffe je nach Konstitution und Lebenssituation in geringer Dosierung eine gesundheitsfördernde Wirkung haben und der Körper eben deshalb nach ihnen verlangt. Nach diesem Prinzip hilft uns der Geschmackssinn, momentane, dem Organismus unzuträgliche Mangelzustände zu regulieren und so nach körperlicher Ausgeglichenheit zu streben.

Welch hohe Bedeutung neben dem Geschmack auch der Geruchssinn hat, merkt man häufig erst, wenn man einmal ohne ihn auskommen muss. Fällt er aus, bedeutet das oft zunächst einen drastischen Rückgang der *Somatischen Intelligenz,* auch in Ernährungsfragen. Denn die stammesgeschichtlich wichtigste Funktion des hochsensiblen Geruchssinns – uns nämlich einerseits eine bestimmte Nahrung schmackhaft zu machen und uns andererseits beim Atmen, Essen und Trinken vor der Aufnahme schädlicher Stoffe zu schützen – fällt dann schlichtweg aus.

Neben der Riechschleimhaut mit ihren mehreren Millionen Zellen gibt es in der Nase einen weiteren Zellverband, der im Zusammenhang mit der Nahrungsauswahl relevant ist: das Vomeronasalorgan (VMO), auch *Jacobson-Organ* genannt. Bis vor Kurzem lediglich als ein beim Menschen funktionsloses Überbleibsel der Evolution gedeutet, gehen Forscher der Universität Erlangen mittlerweile davon aus, dass das Organ bei Säuglingen eine äußerst hohe Aktivität aufweist. Neuere Studien belegen, dass bei Erwachsenen ebenfalls Verbindungen zwischen dem geheimnisvollen Jacobson-Gebilde und unserem Hirn vorhanden sind. Einige Wissenschaftler vermuten, wir könnten durch das VMO nicht nur herausfinden, ob jemand für uns als Fortpflanzungspartner taugt, sondern es diene uns auch zu einer treffsicheren Auswahl der für unsere biochemischen Belange optimal zuträglichen Nahrung. Zwar wird die Fähigkeit des VMO zur Nahrungsselektion beim Menschen zum Teil noch sehr zurückhaltend diskutiert. Etliche andere Forscher sind allerdings schon jetzt der Meinung, es verhalte sich mit der Wahl des Essens ähnlich wie bei der Wahl des Sexualpartners: Mit Ratio allein wird es oft also nichts.

Wie in Sachen Fortpflanzung die hormonelle und immunologische Chemie stimmen muss, verlässt sich der Organismus auch bei der typgemäßen Ernährung zuerst einmal nicht auf Kostempfehlungen aus irgendwelchen Ernährungsbibeln oder Standard-Diätplänen. Vielmehr setzt er bei entsprechender Achtsamkeit auf Stoffe, die die entsprechenden Sinne des Menschen als individuell zweckdienlich, unbedenklich und geeignet einordnen. Und die können von Mensch zu Mensch, von Individuum zu Individuum deutlich voneinander abweichen.

Wie zielstrebig und fordernd der Organismus bei Nährstoffbedarf umgehend reagiert, zeigt die Kompromisslosigkeit, mit der sich die Ernährungsgewohnheiten und -gelüste von Frauen in der Schwangerschaft entwickeln können. Da werden mitunter strikte Vegetarierinnen zu Fleischfanatikern, Gourmets küren Himbeereis mit Salzheringen zum lukullischen Hochgenuss, und Salzstangen werden erst in Kombination mit Nutella zum befriedigenden Knabberspaß. Ungewohnte Heißhungerattacken treten auf. Dahinter, so zahlreiche Forscher, stehe kein unwichtigeres Anliegen, als das bestmögliche Gedeihen des Kindes im Mutterleib sicherzustellen, mit all den Nährstoffen in ausreichender Konzentration, die das Kind gerade für seine optimale Entwicklung von Organen und Nervensystem benötigt.

*Wenngleich es dem Körper in der **Schwangerschaft** um die bestmögliche Versorgung von Kind und Mutter geht, sollten manche Speisen, besonders rohe tierische Produkte, nach denen werdende Mütter oft gern greifen, nicht gegessen werden. Der Grund dafür liegt in der Gefahr, dass bei solchen Nahrungsmitteln eine gesundheitsschädigende Keimbelastung besonders hoch ist.*

Zu dieser Risikoliste zählen rohes oder nicht durchgebratenes Fleisch, Rohwurst (z. B. Salami), roher Fisch, Rohmilch, rohe Eier sowie daraus hergestellte, nicht ausreichend erhitzte Speisen und Produkte. Weichkäse (auch aus wärmebehandelter Milch) und Räucherfisch sind ebenfalls zu meiden. Weiterhin sind Obst, Gemüse und Salate vor dem Verzehr gründlich zu waschen, frisch zuzubereiten und möglichst schnell aufzubrauchen. Vorbereitete, abgepackte Salate sind aufgrund möglicher erhöhter Keimbelastung für Schwangere nicht zu empfehlen. Zu beachten ist außerdem, dass aus dem gleichen Grund mit Erde behaftete Lebensmittel (z. B. Karotten, Kartoffeln) getrennt von anderen Lebensmitteln aufzubewahren und vor der Verwendung gründlich zu waschen sind.

Pica: Lust auf Absonderliches

Manche Schwangere und Menschen in Entwicklungsländern werden von einem Appetit auf eigentlich Ungenießbares übermannt: etwa Lehm, Kreide, Blumenerde, Kalkfarben oder Zahnpasta. Man spricht dann von der Appetitstörung *Pica*. Solche Materialien enthalten oft in hoher Dosis Mineralstoffe.

Betroffene sollten umgehend zum Arzt gehen, denn solche ungewöhnlichen Appetitattacken könnten ein Hinweis auf ein deutliches Defizit an Mineralstoffen sein, das der Körper durch die eigentlich ungenießbaren Stoffe auszugleichen versucht.

Unsere Nahrungsauswahl: eine vernetzte Funktion

Unser Geruchs- und Geschmackssinn, unsere Gefühle und Emotionen, unser Bewusstsein und Belohnungszentrum im Kopf und unser Darmhirn stehen also in ständigem Austausch. Damit wir die richtige, uns individuell zuträgliche Nahrung zu uns nehmen können, definiert der Körper in Abgleich mit dem momentanen Versorgungsstatus seine Bedürfnisse via Hunger, Lust oder Abneigung. Verleiben wir uns dennoch etwas ein, was nicht günstig für den Organismus ist, lässt uns der Körper dies auch wissen, zum Beispiel in Form von gedämpfter oder schlechter Stimmung, Irritationen, Unwohlsein, Völlegefühl, Sodbrennen, unruhigem Magen oder Darm, Übelkeit, Bauchschmerzen, Blähungen, Stuhlverstopfung oder Durchfall. Aber auch andere Reaktionen, wie etwa überschießende Talgproduktion der Haut oder eine Verschlechterung des Hautbildes, machen uns auf die für unseren Körper schädlichen Stoffe und Nahrungsmittel aufmerksam.

Stimmt hingegen die Zusammensetzung der Kost mit unseren Bedürfnissen überein, wird das Essen zu einer runden Sache: angefangen bei der Vorfreude auf eine bestimmte Speise, über das Wohlgefühl während des Essens bis hin zum Wohlbefinden, das nach dem Essen eintritt, wenn uns dieses nicht nur in Lust-, sondern auch in Geschmacks- und Bekömmlichkeitsfragen befriedigt hat. Je achtsamer wir für unsere Emotionen und Körperreaktionen sind, desto klarer können wir auf die Ernährungsbedürfnisse und somit auf die Bedürfnisse unseres Organismus eingehen.

Bereits in den 1990er-Jahren berichtete der Internist, Neurologe und wissenschaftliche Ordinarius für Innere Medizin und Diätetik *Prof. Dr. Karl Pirlet* von seinen klinischen Erfahrungen, die darauf hinausliefen, dass weder ein möglichst hoher Rohkostanteil noch der Grad der Naturbelassenheit im Sinne der Vollwertkost langfristig der zentrale Aspekt einer gesundheitsförderlichen Ernährung seien, sondern vielmehr die Bekömmlichkeit dessen, was ein Mensch an Essbarem zu sich nimmt (➠ Seite 52). Eine Sichtweise, die ich nach mittlerweile über 15-jähriger Erfahrung in der klinischen Arbeit nur bestätigen kann.

➠ Helgas unbekannte Stärke

Allmählich hatte Helga, mittlerweile fast sechzig, Jahr um Jahr ein bisschen mehr auf die Waage gebracht. Nachdem die Kinder aus dem Haus waren und ihr Mann sich von ihr getrennt hatte, begann für sie ein neuer Lebensabschnitt. Und wie immer, wenn irgendwo eine Tür zugeht, öffnet sich an einer anderen Stelle eine neue. Trotz anfänglich viel Schmerz und Wehmut hatte dieser Neuanfang auch Gutes: Helga fing nun endlich an, sich selbst mehr Aufmerksamkeit zu schenken. Sie verreiste, meldete sich im Fitnessstudio an und stellte ihre Ernährung um. Nach mehreren, letztlich erfolglosen Low-Fat- und FDH-Episoden der vergangenen Jahre probierte sie es diesmal mit Low Carb: also wenig Kohlenhydrate, am Abend möglichst überhaupt keine, stattdessen mehr Proteinhaltiges wie Fisch, Fleisch und Eier sowie Salat und Gemüse. Schnell merkte Helga, wie bei ihr die Pfunde purzelten.
Doch nach einigen Wochen nahm sie immer stärker wahr, wie sehr ihr die Abwechslung fehlte. Sie sehnte sich öfter nach Butter- und Wurstbroten, nach Kartoffel- und Nudelsalat, Klößen, Nudeln und Reis. Anfangs dachte sie, in

dem Proteinbrot mit extra wenig Stärke, das ihr Bäcker seit einiger Zeit anbietet, einen Ersatz gefunden zu haben. Doch dann merkte sie, dass ihr diese Variation nicht gut bekommt. Dieses Brot, das als Ersatz von Getreide Mehl aus Hülsenfrüchten und größere Anteile Kleie enthält, liegt ihr schwer im Bauch und macht ihr Blähungen. Auch merkte sie, wie sie immer öfter eine Abneigung gegen größere Fleischmengen entwickelte.

Als aus dieser Abneigung schließlich Ekel wird, beendet Helga nach 17 Wochen Low Carb, durch das sie 11 Kilo abgenommen hat, auch diese Diätepisode. Nun isst sie wieder ihre traditionelle Hausfrauenkost: Butterbrot in vielen Variationen, ihren selbst gemachten Kartoffelsalat, Nudelgerichte und Hefekuchen vom Blech, allerdings von gemischten Gefühlen begleitet. Schließlich, so meint sie, sei ja ihr ›innerer Schweinehund‹ erneut stärker gewesen als das vermeintlich ›Gute, Disziplinierte‹ in ihr. Sie fühlt sich zwar wohl mit ihrer gutbürgerlichen Kost, dennoch empfindet sie sich als Verliererin, die – wie schon öfter in Diätfragen – versagt hat.

Weil sie ihr Fitnesstraining weiter verfolgt, nimmt sie sogar weitere 2 Kilo ab und hält das Gewicht. Dennoch hat sie ein schlechtes Gewissen und fühlt sich minderwertig. Dabei könnte man Helgas Geschichte, fernab von Diätmythen, mindestens genauso gut als eine vitale Reaktion ihres Körpers interpretieren, sie vor schwereren Schäden durch eine rigide und nicht bedarfsdeckende Kostauswahl zu bewahren.

Dies erklärt auch, warum so mancher Diätversuch scheitert: Die den Diäten zugrunde liegenden Esskonzepte sind zwar scheinbar wunderbare und in sich schlüssige Systeme, doch sie berücksichtigen nicht den Menschen mit seiner individuellen Konstitution und seinen höchst unterschiedlichen Bedürfnissen und Unverträglichkeiten. Die Signale des Körpers müssen nun mit der Zeit so stark werden, dass die betreffende Person reagiert und wieder zu einer verträglichen, bekömmlichen und bedarfsgerechten Ernährung finden kann.

Was also, wenn in dieser Geschichte nicht Helgas ›innerer Schweinehund‹ gesiegt hat, sondern ihre ›Somatische Intelligenz‹?

Lebenslanges Lernen

Mit jeder Mahlzeit, die wir zu uns nehmen, wächst unser unbewusster Wissensstand über unsere individuellen Ernährungsbedürfnisse. Dieser Prozess ist allerdings kein gerader, linearer Weg. Vielmehr können wir ihn uns als einen ständigen, zum Teil von stetigen Wandlungen geprägten Akt von *Differenzialdiagnostik* begreifen. Denn wie schon am Beispiel des Appetitempfindens bei akuter Grippe sichtbar wurde (➠ Seite 69), können sich die Ernährungsbedürfnisse des Körpers mit der jeweiligen Lebenssituation und dem jeweils vorhandenen Nahrungsangebot im Lauf des Lebens ändern.

Um dieses uns quasi in die Wiege gelegte System der Selektion der Nahrungszufuhr bestmöglich zu nutzen, bedarf es einer wichtigen Voraussetzung: Wir müssen den Blick auf uns selbst schärfen, uns selbst und unseren Sinnen genügend Beachtung schenken.

Im Lauf der Jahrtausende hat die Evolution dieses System, das uns bei der Selektion unserer Nahrung helfen soll, entwickelt und in unserem Erbgut verankert. Von Beginn jedes neuen Lebens an und mit allen künftigen Mahlzeiten füttern wir das System mit Informationen und Erfahrungen. Um es optimal zu nutzen, müssen wir achtsam damit umgehen.

Aus diesem Blickwinkel betrachtet, wird plausibel, dass sich die meisten Menschen mit zunehmendem Alter immer weniger zwingen müssen, angemessen und maßvoll zu essen und zu trinken. Sicher nimmt bei vielen Menschen mit den Lebensjahrzehnten die körperliche Belastbarkeit ab. Die Grenzen des Organismus werden somit schneller erreicht und folglich leichter spürbar.

Dennoch handeln die meisten Menschen mit zunehmendem Alter besser an die Bedürfnisse ihres Körpers angepasst, weil sie mit den Jahren über ein immer dichter vernetztes, zweckmäßigeres Geflecht an ernährungsrelevanten Informationen in ihrem Ernährungsgedächtnis verfügen. Nicht nur die altbekannte Lebenserfahrung nimmt also idealerweise mit den Jahren zu, sondern auch die Weisheit des Körpers.

Grenzen der *Somatischen Intelligenz*

Jeder Mensch hat aufgrund unterschiedlicher genetischer, immunologischer, kultureller und emotionaler Faktoren auch unterschiedliche Ernährungsbedürfnisse. Nicht jedes Lebensmittel muss daher unbedingt für jeden Menschen als gleich günstig angesehen werden. Es kann durchaus sein, dass wir in unterschiedlichen Lebensphasen ein individuell unterschiedliches Bedürfnisprofil nach ganz bestimmten Nahrungsmitteln entwickeln, das aus diesem teils bewussten, teils unbewussten Körperwissen resultiert und für eine optimale Versorgung mit Nährstoffen und Energie sorgt.

Ohne Frage verfügen wir daher mit unserer *Somatischen Intelligenz* über einen besonders faszinierenden Mechanismus, mit dem unser Körper seinen Selbstschutz und eine möglichst günstige Entwicklung sicherstellt.

Faszinierend auch deswegen, weil es sich bei dieser Form der körperlichen Reaktion um eine Art Impuls handelt, der ohne unser bewusstes Zutun abläuft: Er steht somit in seiner Archaik, in seinem Urwüchsig-Mystischen, vielleicht manchmal tierisch Anmutenden in krassem Gegensatz zu dem eher künstlich kreierten Wissens-, Bildungs- und High-Tech-Anspruch unserer Zeit.

Auch haftet der *Somatischen Intelligenz* etwas Okkultes, Esoterisches an, denn sie ist zwar da, jedoch längst nicht für jeden in ihrem ganzen Spektrum erkennbar. Und doch ist unsere *Somatische Ernährungsintelligenz* nur einer von vielen Schutzmechanismen, über den wir zur Sicherung unseres Lebens und unseres Wohlergehens verfügen. *Somatische Intelligenz* ist ein Schutzmechanismus wie unsere Reflexe oder unsere Immunfunktion. Und wie bei jeder anderen Sicherungsinstanz sind unserer ernährungsbezogenen Körperintelligenz, etwa durch zu hohe Stressbelastung oder durch Substanzen, die ihr aus unterschiedlichen Gründen ganz einfach *durchs Raster fallen,* Grenzen gesetzt.

Selbst wenn wir unserer *Somatischen Intelligenz* die bestmögliche Beachtung schenken, könnte sie uns nicht die vollkommene Lebenssicherheit, die Erlösung garantieren, die sich viele Menschen so sehnlich wünschen, die aber realistisch betrachtet im Leben nicht möglich ist. *Somatische Intelligenz* ist eine wertvolle Schutzinstanz unseres Körpers. Ihr ausreichend Beachtung zu schenken wird uns, wie das nachfolgende Kapitel zeigt, allerdings nicht immer leicht gemacht.

WARUM DIE BOTSCHAFT DES KÖRPERS OFT ÜBERHÖRT WIRD

Vergleichen wir unsere heutigen Lebensbedingungen mit denen vor 100 Jahren, wird schnell klar: Es hat sich viel verändert. Wirtschaft, Technik und Medizin brachten uns mehr materiellen Wohlstand. Hinzu kam ein Wandel der Moralvorstellungen und der Geschlechterrollen. Doch alle anderen Bereiche mit beeinflussend, haben sich vor allem zwei Faktoren besonders tiefgreifend verändert: erstens die Geschwindigkeit, mit der sich unsere Gesellschaft entwickelt, und zweitens die Dichte an Alltagsreizen, mit denen wir heute täglich konfrontiert sind.

Verfügte ein zehnjähriges Kind vor 100 Jahren im Schnitt über einige einfache Spielsachen und ein paar Bücher, so hat es heute Fernsehen, Computerspiele, Video, Telefon und vielleicht Internet zur Auswahl. Einem Kind blieb in Ermangelung an Spielzeug und speziellen Unterhaltungsprogrammen oft gar nichts anderes übrig, als sich mit sich selbst auseinanderzusetzen. War für gut gestellte Bildungsbürger vor 100 Jahren der Theater-, Opern- oder Museumsbesuch der kulturelle Höhepunkt der Woche, so konkurrieren heute permanent mehr als fünfzig Fernsehkanäle sowie ein überwältigendes Angebot an Musik, Literatur und anderer Unterhaltung über Onlineportale um unsere Gunst. Hatten die Menschen vor 100 Jahren zur Bewältigung ihres Alltags noch harte körperliche Arbeit zu verrichten, gehen wir heute weit weniger zu Fuß und fahren mit dem Auto. Und auch da können wir Radio hören. Zudem sind wir ohnehin ständig per Smartphone erreichbar und in der Lage, uns zielgerichtet Informationen aus dem Internet zu besorgen. So leben wir heute in einer Informationsgesellschaft, in der jeder Einzelne einen weit besseren Zugang zum Wissen dieser Welt hat als die Menschen früherer Generationen.

> *Je höher die Reizdichte von außen, desto geringer die Fähigkeit zur Eigenwahrnehmung.*

Gleichzeitig kam es mit zunehmender Industrialisierung und Technisierung zu einer stetigen Beschleunigung der Welt und des Lebens. Nahm vor 150 Jahren eine Wegstrecke von 200 Kilometern noch mehrere Tage in Anspruch, legen wir heute die gleiche Strecke in kaum mehr als zwei Stunden zurück. In den meisten Berufsfeldern haben moderne Maschinen- und Informationstechnologien zu einer enormen Zunahme der Arbeitsdichte geführt. Aber auch die Ausbildungsanforderungen wachsen. Während noch vor vier Jahrzehnten lebenslange Arbeitsverhältnisse die Regel waren, steigen heute die Mitarbeiterfluktuationen unter dem Druck, sich möglichst hoch zu qualifizieren, ständig an. Der Arbeitstag ist heute zwar nicht mehr so lang wie noch vor 40 Jahren, dafür ist er in den meisten Bereichen nervlich meist weitaus belastender. Und sogar nach der Arbeit sorgt ein stetig wachsendes Angebot an Freizeitmöglichkeiten für regelrechten Freizeitstress, oft sogar mit überzogenem Anspruchsdenken verbunden.

Aus der neurologischen und psychologischen Forschung wissen wir allerdings recht genau, wozu eine solche Erhöhung und Beschleunigung der Lebensanforderungen bei gleichzeitiger Verdichtung von

Außenreizen führen kann: Mit intensiverer Reizdichte von außen fällt die Fähigkeit zunehmend schwer, auf die Signale des Körpers zu achten und die eigenen Belange wahrzunehmen.

➡ Hunger und Schreck

Nach einem Spätdienst mit Überstunden fährt Carsten mit dem Rad nach Hause und kommt erst kurz vor Mitternacht mit einem Bärenhunger an. Er könnte jetzt Berge verdrücken. Im erleuchteten Backofen sieht er, dass ihm Käthe eine Pizza warm gehalten hat. Vor dem Essen will er kurz ins Kinderzimmer und seinem Sohn ganz leise eine gute Nacht wünschen. Also schleicht er sich im Dunkeln vorsichtig und auf Zehenspitzen ins Zimmer. Wie aus dem Nichts macht es plötzlich laut »Buhh!«, und Carsten schreckt schockiert zusammen. Sein Sohn hat ihn kommen hören, sich einen Scherz erlaubt und ihn erschreckt. Der Schreck sitzt bei Carsten so tief, dass er seinen Puls laut pochen hört. In Sekundenschnelle haben Carstens Nebennieren größere Mengen Adrenalin ausgeschüttet. Würde er jetzt Blutdruck messen, wäre er stark erhöht. Der Appetit auf die Pizza, den er gerade noch hatte, ist weg. Carsten ist hellwach, und sein Nervensystem hat von Feierabend und Essenslust auf Flucht- und Kampfmodus umgeschaltet. Sein Körper mobilisiert alle Energie in Hirn und Muskeln; Hunger, Nahrungsaufnahme und die dabei notwendige nervliche Aktivierung der Verdauung stellt der Körper in einer solchen Situation beiseite, da ihn dies in einem potenziellen Überlebenskampf nur schwächen würde. Der Verdauungsmodus wird vom vegetativen Nervensystem deshalb umgehend und konsequent unterbunden.
Erst eine gute halbe Stunde später, als Carsten sich auch organisch wieder beruhigt hat, meldet sich sein Hungerreiz erneut. Jetzt kann er in aller Ruhe seine Pizza verspeisen.

Multitasking, Verdauung und Ernährung

Eine zu hohe psychovegetative Aktivierung beeinträchtigt unsere Leistungen enorm. Zwei auftretende Reize können nicht gleichzeitig verarbeitet werden; die menschliche Aufmerksamkeit wechselt vielmehr schnell zwischen den beiden Anforderungen hin und her. Damit wird nachvollziehbar, welch ungeheuer dysharmonisierenden Einfluss solche Bedingungen auf das Nervenkostüm haben, zumal wenn Multitasking hinzutritt.

Neben der nervlichen Überforderung kommt es dann häufig zu Beeinträchtigungen der Funktion der Verdauungsorgane und dem Gegenteil dessen, was wir *Achtsamkeit für uns selbst* nennen: Der so Überforderte übersieht vor lauter Außeneinflüssen und Anforderungen an sich sein Durstgefühl, sein Bedürfnis nach Nahrung, oder er verliert sein Gefühl dafür, wie weit er überhaupt noch belastbar ist, ohne dass es kurz-, mittel- oder langfristig zu überforderungsbedingten Problemen kommt.

Noch vor 50 Jahren war das Tischgebet für viele Menschen eine Möglichkeit, sich in Besinnlichkeit, Wertschätzung, Ruhe und Dankbarkeit auf das Essen einzustellen. Auch losgelöst von spirituellen Aspekten, auf der rein körperlichen Ebene war das sinnvoll. Denn wie wir wissen, braucht der hochsensible, mit Abermillionen Nerven durchzogene Verdauungstrakt Ruhe, um die ankommende Kost wirklich gut verarbeiten zu können. Das Gebet verschaffte dem Menschen eine ritualisierte Pause und Besinnungszeit, die sich auf den Verdauungstrakt übertrug.

Heute ist das Tischgebet in der Mitte der Gesellschaft nur noch selten anzutreffen. Stattdessen ist es in unserer Zeit der Reizüberflutung und der straffen Zeitökonomie an der Tagesordnung, nur wenig achtsam zu essen und nur wenig achtsam durch den Tag zu gehen, so (ungewollt) kulturpessimistisch sich dies auch anhören mag. Von einer immer schnelleren Welt lassen wir uns vorwärtstreiben. Ob ihrer Effizienz nutzen wir Internet, E-Mails und Handys und setzen uns damit selbst der Bürde aus, ständig erreichbar, stets in der Lage zu sein, auf jeden einfallenden Impuls unmittelbar zu reagieren.

Die Geschwindigkeit, in der wir leben, hat exponentiell zugenommen. Wir müssen fortwährend auf externe Reize und Anforderungen reagieren. Wir haben immer weniger Zeit, innezuhalten und uns auf das auszurichten und darüber nachzudenken, was gerade in uns ist, wie wir uns fühlen, was wir spüren, was Leib und Seele momentan wirklich brauchen. Wir gestatten uns immer weniger Zeit für den Kontakt mit unserem inneren Selbst, mit den Signalen unseres Körpers, unseren Gefühlen, unserem Bewusstsein.

Wenn wir den Blick und das Gespür von unserem Inneren und den Signalen des Körpers abwenden, wenn wir die Achtsamkeit für diese Ebene des Ich verlieren, werden unsere Handlungen übereilt, unklug, gefühllos, abrupt, weniger souverän, weniger selbstsicher und weniger anmutig.

Der Betroffene läuft Gefahr, seine Mitte, seine innere Balance und seine Inständigkeit zu verlieren. Seine Fähigkeit zur Intuition, Introspektion und Selbsterfahrung nimmt ab, und er riskiert, Signale seines Körpers und somit seine eigenen Belange aus den Augen zu verlieren.

Dementsprechend ist gerade der Mangel an Fähigkeit zur Eigenwahrnehmung eine wesentliche Ursache nicht nur für Fehlernährung. Auch bei der Entstehung von Burn-out, bei dem viele Betroffene davon berichten, schon seit Jahren nur noch bruchstückhaft

Innenschau gehalten zu haben, spielt ein Mangel an Eigenwahrnehmung eine Rolle. Oft mit dem Resultat, dass die eigenen körperlichen Belange und der eigene emotionale oder nervliche Notstand überhaupt nicht wahrgenommen wurden.

Dies stellt ein Risiko dar, dem sich die Landmenschen vor einem Jahrhundert noch nicht stellen mussten: Sie ernährten sich daher auch oft angemessener als heutige, hoch gebildete Bildungsbürger, die sich zwar Ernährungswissen angelesen haben, die Reaktionen des Bauchs aber kaum mehr im Blick haben. Stattdessen erlaubten es die Verhältnisse in früheren Zeiten, auf jene Dinge zu achten, die sich einem ohnehin, frei von Technik oder Informationsflut ganz einfach boten, bei aller Härte des damaligen Lebens und der zum Teil auf die Menschen einwirkenden Machtstrukturen.

Mit welch faszinierender Präzision *Somatische Intelligenz* zum Tragen kommen kann, solange Menschen noch keine Sprache verstehen, keine Massenmedien konsumieren und nicht pausenlos einer zu hohen Reizdichte von außen ausgesetzt sind, davon berichtet die US-amerikanische Psychologin *Susan Albers*. Gut entwickelte Kleinkinder können ihre Nahrungsbedürfnisse über die Woche hinweg durch eine beeindruckend sichere Kostauswahl bedarfsgerecht decken, selbst wenn es punktuell nicht danach aussehen mag. Und das, ohne dass ihnen Erwachsene vorgeben, was sie essen sollen, sondern allein durch selbstständige, eigenhändige Kostauswahl. Manche Kinder essen leidenschaftlich gern Spinat, und andere können ihn nicht ausstehen. Einige Kinder hegen eine zum Teil über Jahre andauernde Abneigung gegen Fleisch oder Milch, entwickeln sich jedoch gut, während andere tierische Nahrung regelrecht zu brauchen scheinen und nur damit prächtig gedeihen. Manche Kinder kann man mit Gurken jagen, andere essen sie für ihr Leben gern.

Maschinen und Militär

Bereits vor rund 400 Jahren beeinflusste der Philosoph *René Descartes* unser westliches, materielles Weltbild mit seinem Verständnis von der *äußeren Welt,* die auf Vernunft, Verstand und rationalem Denken fußt.

Die menschliche Fähigkeit für sogenannte *weiche Faktoren* wie Spüren und Fühlen sowie die Fähigkeit zur Innenschau und Intuition bekamen immer mehr den Beigeschmack des Zweifelhaften, Verdächtigen und Zweitklassigen. Die *weichen Fähigkeiten* wurden in ihrer Wertigkeit für das Leben weit unterhalb der Ratio angesiedelt. Man begann, harte, männliche Ratio über das eher weiche, weibliche Fühlen zu stellen, etwa wie man schon seit Längerem Männer über Frauen gestellt hatte (Mann für Ratio, Hardskills; Frau für Intuition, Softskills). So kam auch das Bild zustande, Frauen seien intuitiv-fühlend, Männer hingegen rational. Dieses Urteil haben wir in vielen Bereichen heute noch. Wobei letztlich alle, sowohl Frauen wie Männer, beide Qualitäten in sich tragen.

Betrachten wir die Entwicklung der Menschen in den heutigen Industrie- und Wohlstandsländern, fällt auf, dass wir in den vergangenen vier Jahrhunderten sehr stark durch Militarisierung, Industrialisierung und Aufklärung geprägt wurden, anders übrigens als die Naturvölker. Einerseits führte das dazu, dass die Welt, in der wir heute leben, höchst effizient ist, weil sie enorm durchstrukturiert und hoch diszipliniert ist. Einem Afrikaner zum Beispiel, der ganz andere Lebenswelten gewohnt ist und der neu nach Deutschland käme, wäre dies sofort bewusst. Im Umgang mit uns würde er schnell spüren, wie unglaublich effizient, mechanistisch-rational, kühl berechnend unsere Lebensweise letztendlich ist. Uns selbst bleibt diese Sicht weitgehend verborgen, da wir es nicht anders gewöhnt sind und diese Extremität meist nicht so sehen wollen.

Andererseits hat dies dazu geführt, dass wir die »weiche« Seite des Menschseins, die des Fühlens, der Innenschau und der Besinnung auf die Signale unseres Körpers, zugunsten rationalen Denkens und kühler Berechnung sehr stark vernachlässigt haben.

Der Hirnforscher *Professor Dr. Gerald Hüther* formulierte es einmal so: »Wir kommen aus dem Maschinenzeitalter. Und da war es nun mal so, dass es, wenn man solch ›seelenlose‹ Maschinen bedienen sollte, nicht sehr hilfreich war, dass man noch viele Eigengefühle mit einbrachte. Wenn ich Maschinen bedienen muss, muss ich selbst wie eine Maschine funktionieren. Wir haben uns selbst das Denken des Maschinenzeitalters zu eigen gemacht und uns am Ende auch selbst noch als Maschine begriffen, und in diesen Kontext gehört auch, dass wir eigentlich dann das Denken vom Fühlen, das Fühlen vom Handeln, den Kopf vom Körper immer tapfer abgetrennt haben. Wie gesagt zweckmäßig für einen, der selbst gern am liebsten eine Maschine wäre.«

Und jetzt merken wir allmählich, dass es eben auch Probleme mit sich bringen kann, weil Menschen, die wie Maschinen funktionieren, leichter ihr eigentlich vorhandenes Vermögen zur Innenschau, zum Selbstbewusstsein nicht mehr nutzen.

Die jahrhundertelange Prägung der Menschen durch Militär, autoritäre und totalitäre Führung brachte ähnliche Effekte mit sich: Auch beim strikten Handeln auf Befehl war es dem Betroffenen alles andere als förderlich, den eigenen Gefühlen, Gedanken und Signalen Beachtung zu schenken, die der Körper dem Soldaten auf die ausgeführten Befehle hin gab. Im Gegenteil: Wer beim Militär, beim strengen Lehnsherren oder bei einem Arbeitgeber, der keinen Widerspruch zuließ, bestehen wollte, musste seine Gefühle vom Körper abspalten, weil er sonst die Handlungen, zu denen er gezwungen wurde oder von denen er abhängig war, als nicht vereinbar mit seiner Person, seinen Gefühlen oder Werten wahrgenommen hätte. Und dies hätte schwerwiegende negative Konsequenzen gehabt.

Wie erlösend und wohltuend es sein kann, der Signale des Körpers und seiner Gefühle gewahr zu werden, kann ich immer wieder in der Arbeit mit meinen Klienten beobachten. Oft nimmt bei dieser Arbeit die Förderung der Eigenwahrnehmung, des Gespürs für sich selbst und die Signale des Körpers einen großen Raum ein. Denn wer es schafft, durch gezieltes Üben von Achtsamkeit seine Eigenwahrnehmung zu stärken, erlangt im wahrsten Sinne Selbstbewusstsein. Und je besser das Bewusstsein für sich selbst und die eigenen Belange ist, desto besser kann man Verantwortung für sich selbst übernehmen und sich buchstäblich selbst Antworten geben, letztendlich in allen Bereichen des Lebens, auch in Ernährungsfragen.

Ernährungsempfehlungen und Diätdogmen beeinträchtigen das Selbstvertrauen

Ob in Radio, Fernsehen, Internet oder Zeitung: Täglich erhalten wir Informationen, wie und was wir essen sollen und was nicht. Bei allem guten Willen, mit dem uns vordergründig viele dieser Ratschläge gegeben werden – hilfreich sind sie deshalb noch lang nicht.

So entwickelte sich die Auffassung, nur Ernährungsexperten wüssten darüber Bescheid, was gut für einen Menschen ist und was nicht, ausgehend von dem sicher nicht völlig verkehrten Gedanken, Ernährung sei eine anspruchsvolle Wissenschaft. Es griff eine Form von Expertendominanz um sich, die noch verstärkt wurde, indem in regelmäßigen Abständen immer wieder neue Ernährungsempfehlungen verbreitet wurden, die die zuvor gängigen widerlegten und davon abrieten.

Dies geschah sicher in erster Linie zum Vorteil vieler Verlage und Kursleiter. Aus der Pädagogik wissen wir jedoch ziemlich genau, was passiert, wenn ein Mensch immer wieder gesagt bekommt, dass das, was er die ganze Zeit gemacht hat, grundlegend falsch war. Dadurch werden die Menschen verunsichert und destabilisiert. Der betreffende Mensch droht sein Selbstvertrauen und seine Fähigkeit zu verlieren, auf die Signale seines Körpers zu hören und wahrzunehmen, was ihm gut und was ihm weniger bekommt. Und eben dies ist bei noch so viel gutem Willen, den ich in vielen Bereichen der Ernährungsberatung und -information feststellen kann, in den vergangenen Jahren geschehen.

Während also Pädagogik und Psychotherapie seit Jahrzehnten erfolgreich damit beschäftigt sind, Selbstvertrauen, Selbstsicherheit und Selbsterfahrung bei Kindern, Jugendlichen und Erwachsenen zu fördern, wird auf der anderen Seite im Bereich der Ernährungserziehung dieses Ziel durch die enorme Dichte an konkurrierenden Ernährungsratschlägen und durch ausgeprägtes Defizitbewusstsein regelrecht untergraben.

Der Verweis, bei aller Informationsflut auf die Bekömmlichkeit der Nahrung und somit auf die Signale des eigenen Körpers zu achten, fällt hingegen in der Regel aus.

Wie bereits dargelegt, ist es allerdings vollkommen natürlich, dass dem einen Menschen etwa Vollkorn langfristig gut bekommt, während sich beim anderen eine deutliche Reduktion der Kohlenhydratzufuhr besonders günstig auswirkt. Die letztlich auch in der Ernährungspädagogik selten gestellte Frage ist also die nach der Bekömmlichkeit. Und eben jene Frage setzt zu ihrer Beantwortung voraus, dass der Betreffende gelernt hat, den Reaktionen und Signalen seines Körpers mit Achtsamkeit zu begegnen.

Anstatt den Genuss von Schokolade kategorisch zu ächten, könnte – wie manche Kinderärzte mittlerweile vorsichtig andeuten – Kindern auch einmal unbefangen und ohne Besserwisserei das Angebot gemacht werden, beim ungehemmten Essen der zunächst so begehrten Süßspeise einfach darauf zu achten, was nach einer größeren Portion davon mit ihnen passiert: Ob die zu große Menge an Schokolade womöglich Unwohlsein, Sodbrennen oder Bauchweh hervorruft. In aller Regel verzeiht der Körper solche Fehltritte mit konventionell erhältlichen Lebensmitteln, wenn sie nicht allzu oft geschehen.

Erhält das Kind die Möglichkeit, die Reaktion seines Körpers aufmerksam zu erleben, ist die Wahrscheinlichkeit weit höher, dass es daraus förderliche Schlüsse zieht. Schließlich darf es sich auf diese Weise selbst *Antwort* geben, und das ist pädagogisch wie psychologisch eine Grundvoraussetzung für ein Leben in *Selbstverantwortung*.

Der Zwang, sich gesund zu ernähren

Eine weitere problematische Seite offenbart sich, wenn die Absicht, sich gesund zu ernähren, krankhafte Züge annimmt. Bei besonders *gesund* geltenden Ernährungskonzepten und -empfehlungen spricht man von *Orthorexie:* jenem Zwang, sich so »korrekt« wie nur möglich zu ernähren und alles zu vermeiden, was Experten zufolge schädlich sein könnte. Die Betroffenen studieren laufend Nährwerttabellen und meiden alle Lebensmittel, die laut dem Ernährungskonzept, dem sie die Treue halten, ein schlechtes Image haben. In dem Bestreben, als *optimal gesund* geltende Kost zu essen beziehungsweise für *krank machend* befundene Kost strikt zu meiden, können bei manchem Naturköstler Wesenszüge zutage treten, die je nach Grad der selbst auferlegten Ernährungsstrenge just diesem Bild der Orthorexie sehr nahe kommen.

Anders als bei der Anorexia nervosa – der Magersucht –, bei der der Fokus auf die Quantität des Essens gerichtet ist, steht bei der orthorektischen Problematik das Kriterium der Qualität der Nahrung aus gesundheitlicher Sicht im Vordergrund. Andere wichtige Aspekte des Essens wie Genuss, Geschmack, Lusterleben sowie die Identifikation mit der vorherrschenden Esskultur werden dabei allzu leicht vernachlässigt.

So hat einerseits eine übertriebene, ständige Auseinandersetzung mit der Gesundheitswirkung des aufgenommenen Essens oft soziale Isolation zur Folge. Andererseits kann sie bei Abweichung von den auferlegten Ernährungsregeln schwere Schuld- und Angstgefühle auslösen: Der Orthorektiker grenzt sich beim konventionell gekochten Essen auf Familienfeiern oder beim Essen im *normal* essenden Freundeskreis selbst aus und entfernt sich auch im symbolischen Sinne von der gemeinsamen Tafel. Mit anderen Worten: Dem zwanghaften Gesundköstler droht der Verlust eines bedeutenden Stückes Lebensfreude.

Der Anspruch, feste Kostregeln unbedingt immer einhalten zu müssen, weil sie Grundvoraussetzung für Gesundheit seien, kann in einer schwerwiegenden Einschränkung des Vertrauens in die körpereigenen Fähigkeiten von Selbstheilung und Selbstregulation resultieren. Und auch die Wahrnehmung der Botschaft, die der Körper uns über die Bekömmlichkeit der Kost sendet, wird durch ein solches rigides, kategorisches Ernährungsverhalten unterdrückt. Dies führt bei Orthorektikern mittel- bis langfristig zu Engpässen in der Nährstoffversorgung: Dadurch kommt es zu erheblichen Einschränkungen der Lebensqualität und gesundheitlichen Problemen wie Mangelerscheinungen, Untergewicht und eingeschränkter Leistungsfähigkeit. Den Betroffenen selbst ist aufgrund der oft stark gestörten Fähigkeit der Eigenwahrnehmung der Zusammenhang zwischen der Missachtung der *Stimme des Körpers* und den auftretenden Beschwerden überhaupt nicht bewusst. Sie nehmen die aufgenommene, starr und dogmatisch zusammengestellte Kost als optimal wahr, so unpassend sie für die tatsächlichen eigenen Belange auch sein mag.

Ein extremes Beispiel ist in diesem Zusammenhang das Ernährungskonzept der modernen *Makrobiotik* des Naturphilosophen *Georges Ohsawa* (Japan, 1892–1966). Dieses Konzept basiert vorwiegend auf gekochtem Gemüse und Hülsenfrüchten, auf Meeresalgen, reichlich Kochsalz und einem Minimum an Flüssigkeit. Etliche Nahrungsmittelgruppen, etwa Rohkost, Früchte, Kräuter, Kaffee, Milchprodukte und Zucker, sind bei dieser Ernährungsweise komplett ausgeklammert. Zudem vertrat *Ohsawa* die umstrittene These, der Körper lasse sich zur Eigensynthese von Vitamin C »erziehen«, wenn die zugeführte Nahrung es nicht in ausreichender Form enthalte.

Seitens ihrer Protagonisten zwar als Kost zur Gesundheitsförderung bezeichnet, widersprechen derartig streng angewandte Formen der Makrobiotik den anerkannten wissenschaftlichen und medizinischen Kenntnissen und führen nicht selten zu gravierenden Mangelerscheinungen.

Entsprechung erfahren Aspekte von Zwanghaftigkeit und Dogmatik vereinzelt in entsprechender populärer vegetarischer Ratgeberliteratur, in der sogar von *Erlösung* und *Eliten* die Rede ist, wenn Menschen die vegetarischen, veganen oder rohköstlichen Empfehlungen befolgen. Andererseits wird mitunter von Verblendung, Unbelehrbarkeit und Sünde gesprochen, wenn die Empfehlungen nicht befolgt werden, wenn man sich von «Schlechtkost« ernährt oder einer anderen Ernährungsweise den Vorrang gibt.

Künstliche Zügelung des Essverhaltens bei Essstörungen

Zu den am weitesten verbreiteten Essstörungen zählen starkes Übergewicht, Bulimie, Magersucht sowie als *Binge-Eating* bezeichnete unkontrollierte Essattacken. Neben schwerem Übergewicht, das sich in allen Industrieländern ausbreitet, scheint auch Bulimie, also die Ess-Brech-Sucht, in den vergangenen Jahrzehnten zugenommen zu haben. Die Betroffenen wirken oft einerseits nach außen hin erfolgreich und kontrolliert, versuchen andererseits jedoch, Emotionen und Konflikte mit Essattacken und Erbrechen zu bewältigen. Das körpereigene Signal einer natürlichen Sättigung wird dabei von der betroffenen Person häufig nicht wahrgenommen.

Ob sich speziell die Ausbreitung der Magersucht verstärkt hat, ist unklar. Nach wie vor jedoch stellt sie eine lebensbedrohliche Krankheit dar, bei der sich das körpereigene Sättigungsgefühl verändert, die Portionen immer kleiner werden und gleichzeitig unter Umständen Emotionen abgeschnitten werden. Häufig hängt die Magersucht mit familiären Konflikten zusammen. Sie bedarf deswegen einer professionellen Therapie.

Essstörungen haben aber insgesamt zugenommen. Das hat auch damit zu tun, dass in unserer Gesellschaft immer stärker ein gezügeltes Essverhalten erwartet wird. Wichtiges Ziel ist, einer äußeren Norm zu entsprechen, während *Maß halten* im Sinne der eigenen Bedürfnisse oft einen niedrigeren Stellenwert hat. Sollte man beim Zügeln des Essverhaltens allerdings nicht erfolgreich sein, dann stellt sich Unzufriedenheit mit dem eigenen Körper und Erscheinungsbild ein. Anstatt nun seiner *Somatischen Intelligenz* zu vertrauen und achtsam für die Impulse zu werden, die der Körper bezüglich der Nahrungsaufnahme sendet, verhalten sich viele Menschen dazu konträr. Sie versuchen, ihr Essverhalten stark zu kontrollieren – nicht um die Achtsamkeit für die eigenen Belange bei der Ernährung wie auf psychosozialer Ebene zu verfeinern, sondern einfach, indem sie die Kalorienmenge reduzieren. Eventuell werden nach festen Regeln konzipierte Kostsysteme oder Reduktionsdiäten durchgeführt. Damit geht man allerdings mit den eigenen Bedürfnissen nicht achtsam um, sondern ebnet den Weg hin zu Essstörungen.

Somatische Intelligenz und Sport

In den 1990er-Jahren führte das *Bad Nauheimer Institut für Sporternährung* zusammen mit jungen Ernährungswissenschaftlern der Hochschule Fulda eine Untersuchung an Marathonläufern durch. Das Ergebnis: Je höher der Leistungsstand, desto seltener fanden sich Fleisch und Fleischprodukte auf dem Speiseplan der Athleten.

Angesichts des Sachverhalts, dass beim Marathon gerade die Aufnahme von Kohlenhydraten eine wichtige Rolle spielt, ist es da nur plausibel, dass der Athlet mit zunehmendem Leistungsstand womöglich unbewusst auf stark proteinhaltige Kost wie Fleisch verzichtet und stattdessen eher kohlenhydratbetont isst.

Je häufiger sich ein Mensch körperlich kräftig durchbewegt oder einer regelmäßigen sportlichen Aktivität nachgeht, desto höher ist die Wahrscheinlichkeit, dass er achtsamer wird für seine *Somatische Intelligenz*. Er wird ein besseres Gefühl dafür erlangen, was er sich körperlich zumuten kann und was nicht, und er wird mitunter regelrecht wittern, welche Aktivitäten oder Speisen ihm gerade eher unzuträglich sind und welche nicht.

Einerseits zeigt sich also bei vielen Menschen durch Sport eine deutliche Verbesserung in der Wahrnehmung von Körpersignalen. Andererseits werden gerade im Leistungs- und Profisport zuweilen diese wertvollen Signale des Körpers durch übertriebenen Ehrgeiz oder extremen Leistungsanspruch schlichtweg ignoriert.

In meiner Arbeit mit Athleten geht es mir auch immer wieder darum, nicht nur die momentane Belastbarkeit zu optimieren, sondern zugleich die Selbstwahrnehmung und das Bewusstsein für den eigenen Körper, die eigenen psychischen Belange und die eigene Lebenssituation zu schärfen. Dass dieser Ansatz, der sozusagen konträr zum Raubbau am eigenen Körper und zum Auspressen der letzten Ressourcen auf *Gedeih oder Verderb* steht, dennoch mittel- bis langfristig großartige Früchte tragen kann, sehe ich mittlerweile an Athleten der absoluten Spitzenklasse. Viele haben allmählich eine schier unglaubliche Achtsamkeit entwickelt, die dazu beiträgt, dass sie auch nach Jahren noch die Weltklasse dominieren, während viele ihrer gleichaltrigen Mitbewerber sich schon vor zehn Jahren in den Ruhestand verabschiedet haben. Sicher sind hierbei genetische Voraussetzungen bedeutsam. Doch unbestreitbar und zu einem nicht zu unterschätzenden Anteil spielt dabei auch die Fähigkeit des Sportlers eine Rolle, die Signale des eigenen Körpers wahrzunehmen. Denn nur durch sie wird ein Athlet in die Lage versetzt, selbst optimal zu spüren, wie lang er nach harten Trainingseinheiten den Muskeln, Gelenken, inneren Organen und Nerven zuliebe regenerieren sollte, wie weit er in Sachen Trainingsbelastung wirklich gehen darf und wie viele Wettkämpfe pro Jahr er letztlich bewältigen kann, ohne zu stark und womöglich unwiederbringlich an Substanz einzubüßen. Da der Athlet *selbst* in die Lage versetzt wird, die *Antwort* seines Körpers auf die Belastungen zu verstehen, wird er fähig, *selbstverantwortlich* zu handeln.

Um nach körperlichen Belastungen bestmöglich zu regenerieren, ist »richtige« Ernährung außerordentlich wichtig. Die von mir betreuten Athleten der absoluten Spitzenklasse folgen daher so gut wie nie allein einem starren Kostplan. Ohne Zweifel kann so ein Plan helfen, eine gewisse Grundausrichtung im Blick zu behalten. Viele Spitzensportler haben inzwischen gelernt, auf ihre momentanen Nahrungsgelüste und auf die Bekömmlichkeit der Nahrung zu achten.

Viele von ihnen führen sogar seit Jahren regelrecht Buch darüber, was sie essen und wie es ihnen jeweils bekommen ist.

Neben diesen erfreulichen Beispielen professioneller Sportler, die im wörtlichen Sinne selbstverantwortlich und nachhaltig mit ihrem Körper und mit ihren Kräften haushalten, zeigen vor allem etliche Fälle im nicht optimal betreuten Leistungssport, dass die betreffenden Sportler alles andere als feinfühlig mit ihren Ressourcen umgehen.

Im Zentrum steht dabei oft der Umgang mit dem sogenannten *Zeit-Mengen-Problem:* Je nach Sportart und Trainingsaktivität können Leistungssportler einen sehr hohen Energiebedarf haben, der manchmal dauerhaft über 4500 oder womöglich über 10 000 Kalorien pro Tag liegt. Da die Aufnahme solcher Nahrungsmengen über natürliches Essen entweder viel zu lang dauern würde oder sogar gänzlich unmöglich wäre, greifen viele von ihnen auf ein umfangreiches Spektrum sogenannter Nahrungsergänzungsmittel und auf konzentrierte Nährstoffpräparate zurück.

Verständlicherweise würde allein die Tatsache, dass ein Mensch solch horrende Mengen an Kalorien mit natürlicher Nahrung nicht aufnehmen kann, verhindern, sich permanent so stark zu belasten. Da aber solche Konzentrate heute praktisch jedem zur Verfügung stehen, durchbrechen viele Menschen ihre natürlichen Belastungsgrenzen, ohne sich darüber Gedanken zu machen, dass sich ein solches Leistungsniveau niemals günstig auf ihre Gesundheit auswirken kann. Neben speziellen Kohlenhydratgels und anderen Konzentraten geht man in manchen Ausdauersportarten sogar so weit, dass sich der Athlet über Nacht Zucker- und Aminosäurenlösungen per Infusion verabreichen lässt, um am kommenden Tag seine Belastung auf höchstem Niveau fortsetzen zu können. Ballaststoffhaltige Nahrung wird dann oft gemieden (obgleich ein Sportler eventuell sogar darauf Lust hätte), weil sie zu einer schwereren Füllung des Darms führen würde. Dies wiederum würde das Körpergewicht erhöhen und damit den Wettbewerb behindern. So wird in der modernen Welt des Hochleistungssports durch den Verzehr künstlicher Konzentrate und Präparate das körpereigene System zur Nahrungsselektion umgangen und gleichzeitig der Lust des Körpers auf bestimmte Nahrungsmittel bewusst nicht nachgegeben. Und das sogar über einen längeren Zeitraum.

Diese Präparate sind oft hoch konzentriert und mit künstlichen Aromastoffen versetzt, die man aus dem Food-Design kennt. Damit werden die natürlichen Sättigungsmechanismen umgangen und große Mengen bestimmter isolierter Nährstoffe aufgenommen. Nicht nur in extremen Formen des Ausdauersports, sondern zum Beispiel auch im Bodybuilding werden solche Präparate häufig verwendet. Der dortige Spitzenbereich wäre ohne solche Präparate nicht einmal ansatzweise denkbar. In Pillen-, Ampullen- oder Pulverform können große Mengen an Proteinen und Aminosäuren in den Körper transportiert und eingebaut werden – Mengen, die ein Mensch über den Tag verteilt aus natürlicher Kost niemals essen könnte.

Auch in anderen Sportarten, vor allem in solchen, in denen es Gewichtsklassen gibt, geht man oft ganz bewusst nicht auf die Signale des Körpers ein. Um die nächstniedrigere Gewichtsklasse zu erreichen und somit die Chancen auf einen Sieg zu verbessern, wird in vielen Kampfsportarten absichtlich gegen die eigentlichen Bedürfnisse des Körpers gehungert; beim sogenannten *Abkochen* wird Flüssigkeit ausgeschwitzt und dann bis zum Wiegen vor dem Wettkampf trotz starkem Durstgefühl nicht mehr getrunken.

Abgesehen vom *Abkochen,* das durch massiven Wasserverlust zu Konzentrationsproblemen, Stimmungsschwankungen, Bewusstseinseintrübung und zum Teil schwerwiegenden Kreislaufsymptomen führen kann, liegen noch keinerlei aussagekräftige Untersuchungen oder Erfahrungen aus dem Sport vor, inwieweit der Verstoß gegen die Bedürfnisse des Körpers negative Auswirkungen haben könnte. Dass jedoch schon Leistungssport an sich in manchen Fällen Raubbau am Körper des Athleten sein kann, belegt die enorme Verletzungsanfälligkeit mancher Sportprofis. Hier lässt sich nicht ausschließen, dass der Verstoß gegen die *Somatische Intelligenz* gleichzeitig ein erhöhtes Verletzungs- und Krankheitsrisiko im Leistungssport darstellt.

➡ Trainieren bis zum Umfallen

Monatelang hat Tanja hart für die Teilnahme an den Stadtmeisterschaften im Tennis trainiert. Nicht nur auf dem Tennisplatz, sondern auch mit vielen Extraeinheiten Jogging im Stadtwald, Krafttraining im Studio und regelmäßigen Sonderbahnen im Schwimmbad. Dabei hat sie sich vor lauter Ehrgeiz und gegen den Rat ihres Trainers seit über fünf Wochen nicht einen einzigen Erholungstag gegönnt.
Drei Wochen vor den Meisterschaften fühlt sich Tanja häufig abgeschlagen und unmotiviert. Sie schläft schlecht, und es plagt sie ein leichtes Erkältungsgefühl, das einfach nicht weggehen will. Sie schafft es morgens nur schwer aus dem Bett, und ihre Einsatzbereitschaft auf dem Platz nimmt ab. Von Ehrgeiz getrieben, überhört sie die Signale ihres Körpers und gönnt sich keine Erholungspause. Zwei Tage vor dem Turnierwochenende ereilt sie ein schwerer Infekt mit hohem Fieber, sodass sie ihre Teilnahme absagen muss. Zwar ist dieser Termin für Tanja ins Wasser gefallen. Doch hat sie etwas Wichtiges über ihren Körper erfahren: Er gab deutlich Signale, dass er überlastet ist, aber Tanja schenkte ihm keine Beachtung. Zunehmende Abgeschlagenheit,

abnehmende sportliche Leistung, Motivationsrückgang und erhöhte Infektneigung sind typische Anzeichen für eine Übertrainingssituation.

In der darauffolgenden Saison achtet Tanja nun vermehrt auf die Signale ihres Körpers, sorgt für ausgiebige Erholungspausen und trainingsfreie Tage. Ihr Ehrgeiz ist zugunsten einer verbesserten Achtsamkeit für die Belange ihres Körpers deutlich geringer geworden. Tanja wurde dadurch gelassener, ausgeglichener und sogar erfolgreicher: Bei den nächsten Stadtmeisterschaften holte sie erstmalig den Sieg.

Zusatzstoffe in Nahrungsmitteln beeinflussen die *Somatische Intelligenz*

Eine völlig andere Situation kann sich hingegen ergeben, wenn die Nahrung nicht naturbelassen oder traditionell zubereitet ist, sondern mit Zusatzstoffen versetzt und mit modernen Verfahren des Geschmacks- und Produktdesigns produziert wurde. Oft kommt es bei solchen Produkten zu einem regelrechten »Überfressen« an einem Nahrungsmittel. Und zwar deshalb, weil die Instanzen des Körpers, die einen natürlichen Aufnahmestopp auslösen würden, nachdem eine dem Körper angemessene Menge davon verzehrt wurde, außer Kraft gesetzt oder zumindest abgeschwächt werden. Dann werden Unmengen an Schokolade, Chips und Kuchen vertilgt. Mengen, die – wären sie traditionell hergestellt worden – nicht hätten erreicht werden können.

Der Wunsch der Hersteller, immer mehr Nahrungsmittel immer billiger und länger haltbar zu machen und die Kundschaft dennoch an die Produkte zu binden, hat dazu geführt, dass immer häufiger Zusatzstoffe verwendet werden, die bei einer traditionellen Herstellung nicht benutzt worden wären.

> Peter hat Lust auf Granatäpfel. Auf dem Markt hat er sich vier Stück gekauft. Zu Hause angekommen, verleibt er sich sofort den ersten ein. Sein Appetit auf die bei uns eher seltene, kernreiche Frucht ist aber noch nicht gestillt. Also macht er sich daran, rasch einen weiteren Granatapfel zu schälen und auszunehmen. Nachdem er ein gutes Stück der zweiten Frucht gegessen hat, verliert sich plötzlich seine Lust auf Granatäpfel. Er mag nicht nur keinen einzigen Kern mehr zu sich nehmen, allein der Gedanke daran, weiterzuessen, erzeugt in ihm eine Abneigung.
> Dennoch ist Peters Hunger noch nicht gestillt. Er macht sich nun an die Garnelen, das mediterrane Weißbrot und die Antipasti, die er vom Markt mitgebracht hat. In Sachen Granatäpfel hat ihm sein Körper hingegen eine klare Aufforderung zum Aufnahmestopp signalisiert.

Zusatzstoffe und der Autopilot

Zusatzstoffe erregen immer wieder Aufsehen, weil einige von ihnen im Verdacht stehen, die Gesundheit zu gefährden. Einer speziellen Problematik wird dabei allerdings noch immer zu wenig Beachtung geschenkt: Sie haben nämlich das Potenzial, die *Somatische Intelligenz* bei der Nahrungsaufnahme zu beeinträchtigen.

Hauptziel des Einsatzes von Zusatzstoffen ist es, Nahrung hochwertiger wirken zu lassen, als sie es hinsichtlich ihrer Inhaltsstoffe ist, und das keineswegs nur im Segment klassischer Fertiggerichte wie Tütensuppen, Tiefkühlmahlzeiten und Süßigkeiten, sondern mittlerweile in allen Bereichen dessen, was der Markt an Essbarem aus der Fabrik so bietet. Wir finden Zusatzstoffe in Backwaren, Müslis, Fisch-, Fleisch- und Milchprodukten, in Getränken, Brotaufstrichen und Knabberartikeln. Eine eindeutige und umfassende Deklarationspflicht für Zusatzstoffe gibt es allerdings nicht.

Sicher sind viele Hilfsmittel und Verfahren der modernen Lebensmittelherstellung harmlos und gefährden weder die Gesundheit noch die Fähigkeit zur Eigenregulierung der Nahrungsaufnahme im Sinne der *Somatischen Intelligenz*. Eine Vielzahl anderer Stoffe aus allen Bereichen des Nahrungsmittelsegments sind allerdings dazu durchaus in der Lage.

Im technologischen Food-Design von heute werden Geschmacksverstärker, Aromen, Farbstoffe und Konservierungshelfer eingesetzt. Es arbeitet mit ausgeklügelten Forschungsmethoden, die dafür sorgen, dass der Einsatz dieser Substanzen und der zugehörigen Verfahrenstechnik nicht nur unseren Geschmackssinn beeinflusst. Die mit technologischem Food-Design produzierten Fertiggerichte stimulieren künstlich auch unser Belohnungssystem, das sich in einer unserer ursprünglichsten Hirnregionen befindet, dem limbischen System.

Wie Kapitel 4 zeigte (➡ Seite 69 ff.), ist gerade dieser Bereich des Gehirns für die Regulation der Nahrungsaufnahme besonders wichtig. So kann es vorkommen, dass beim Genuss von Design-Food der *Autopilot* in Sachen Ernährung ausgeschaltet oder eingeschränkt wird: Signale, die einem Überessen vorbeugen würden, werden ausgeschaltet, denn mit dem Gegessenen werden künstlich Stimmungen, Gefühle, Assoziationen und emotionale Inhalte verknüpft, die ohne die Zusatzstoffe nicht hervorgerufen worden wären; jedenfalls nicht allein durch die in den Fertiggerichten enthaltenen, oft minderwertigen Hauptzutaten.

Diese starken, oft unterbewussten Regungen, die durch die Zugabe von Aromen ausgelöst werden, nutzen Lebensmittelproduzenten gern, um der Produkttreue des Kunden nachzuhelfen. Der allerdings zahlt dafür einen hohen Preis: Seine Fähigkeit, so zu essen, dass die Nahrung mit den Bedürfnissen seines Körpers möglichst deckungsgleich ist, wird dadurch empfindlich eingeschränkt.

Bei Ratten konnte die Bedeutung von Aromastoffen für die Qualität der aufgenommenen Nahrung schon gut nachgewiesen werden: Hatten sie ein ausreichendes Angebot an natürlicher Nahrung zur Verfügung, fraßen sie bedarfsgerecht. Unter Einfluss des Geschmacksverstärkers Natriumglutamat etwa zeigten etliche der Versuchstiere ein deutlich verändertes Fressverhalten: Es lässt sich auf die Beeinflussung derjenigen Gehirnregionen zurückführen, die für die Regulierung des Appetits zuständig sind und die Nahrungsaufnahme und Sättigung steuern. Wenn die Nahrung Glutamat enthielt, fraßen die Tiere fast doppelt so viel wie ohne den Geschmacksverstärker.

Schon in den 1990er-Jahren konnte der Neuropsychiater und Forscher *John Olney* von der Universität Washington belegen: Werden der Süßstoff Aspartam oder der Geschmacksverstärker Glutamat regelmäßig und über Jahre zugeführt, können Hirnzellen geschädigt sowie vielfältig und unterschiedlich eingeschränkt werden.

Doch auch viele andere Süßstoffe bergen Problempotenzial für die *Somatische Intelligenz* ihrer Konsumenten: Während zum Beispiel ein Zuckerwürfel rund 10 Kalorien hat, kommen die meisten künstlichen Süßstoffe fast komplett energiefrei daher. Das Problem dabei: Wenn wir Süßes schmecken, erwartet unser Körper Kalorien in Form von Zucker. Reflexartig wird deshalb Insulin ausgeschüttet, um den Blutzuckerspiegel nicht zu hoch ansteigen zu lassen. Bleibt jetzt aber die vom Körper erwartete Zuckerzufuhr und damit der Blutzuckeranstieg aus, weil Süßstoff im Spiel ist, baut das Insulin eben den Zucker ab, der ohnehin im Blut war. Das Resultat: Der Blutzuckerspiegel sinkt. Für den Körper bedeutet das Notstand! Und so wird er versuchen, den entstandenen Zuckermangel auszugleichen, und zwar indem er uns durch Lust auf etwas Zuckerhaltiges zum Essen bringt.

An diesem Beispiel sehen wir, wie in der Absicht, Kalorien zu sparen, allein schon durch Süßungsmittel die *Somatische Intelligenz* unterdrückt wird, sodass letztlich wegen ihrer appetitanregenden Wirkung unterm Strich mehr gegessen und mehr Energie aufgenommen wird als ohne.

Ein Effekt übrigens, den man sich in der Aufzucht von Schlachtvieh schon jahrzehntelang zunutze macht, indem man Mastmittel mit Süßstoffen anreichert. So wird das Fressverhalten beim Tier über das natürliche Maß hinaus stimuliert. Es erreicht schneller sein Schlachtgewicht, und so kann der Zuchtbetrieb mehr Schlachttiere pro Jahr produzieren.

Die Annahme, kalorienreduzierte Nahrungs- und Genussmittel würden Menschen helfen, ihr Idealgewicht zu erreichen, lässt sich daher nicht bestätigen, was mittlerweile durch zahlreiche Studien belegt werden konnte.

Ohne eine blinde, undifferenzierte Hysterie oder je nach Zusatzstoff manchmal auch unangemessene Angst oder Panik verbreiten zu wollen, steht dennoch die kritische Frage im Raum: Sind wir wirklich geschaffen für das, was der Markt an Nahrungsmitteln hergibt? Wie reagiert der Körper auf die Falschinformationen durch Aroma- und andere Zusatzstoffe, die eine ganz andere Lebensmittelzusammensetzung vortäuschen, als tatsächlich vorliegt?

Zwar zeigen wir als Verbraucher eine wachsende, berechtigte Skepsis und wünschen uns eine naturgemäßere Kost. Dennoch bringt ein großer Teil der Branche laufend neues Food-Design hervor, das nicht selten in krassem Gegensatz zum eigentlichen Produkt steht und als »natürlich« und »echt« beworben wird. So wird der Markt für den Verbraucher zunehmend undurchsichtiger.

Betrachten wir die Risiken durch Zusatzstoffe für die *Somatische Intelligenz,* so spielt es keine große Rolle, ob sie laut Gesetz natürlich, naturidentisch oder künstlich sind. Denn diese Unterscheidung ist in der Welt der industriell gefertigten Nahrung ohnehin schwer zu ziehen. Viele Stoffe sind komplett künstlich, andere werden aus der Natur entnommen, umgebaut und dabei so verändert, dass sie mit der natürlichen Form einer Substanz nicht mehr viel gemein haben. Und selbst wenn es um natürliche Zusatzstoffe geht, handelt es sich nicht selten um Rohstoffe, die so unappetitlich sind, dass sie normalerweise kein Mensch freiwillig essen würde. Es geschieht auch häufig, dass eigentlich natürliche Zutaten, die aus völlig verschiedenen Bereichen stammen und nicht als Nahrung für den Menschen vorgesehen sind, technologisch zusammengefügt und als Nahrungsmittel verkauft werden. Diese künstlichen Nahrungsmittel bestehen zwar aus natürlichen Zutaten, würden aber in der Natur so niemals vorkommen, weil sie in einer völlig neuen Konstellation kombiniert werden.

Darüber hinaus gelangen in der industriellen Produktion Rohstoffe zum Einsatz, die geschmacklich weder zum Verzehr vorgesehen noch geeignet sind. Sie müssen daher zunächst verzehrfähig gemacht werden. Hier hilft die Lebensmitteltechnologie ebenfalls mit Aromen und Geschmacksverstärkern nach, bis der Konsument das Produkt nicht mehr abstoßend findet und sein körpereigenes Regulationssystem beim Essen ins Leere läuft. Geschmack und Gehalt der Nahrung klaffen auseinander. Und die *Somatische Intelligenz*, der Autopilot in Ernährungsfragen, wird hier in der Regel nicht optimal eingreifen können.

Dennoch ist die Situation nicht aussichtslos. Häufig meldet sich der Körper trotzdem. Denn nur weil Geschmack und Geruch verfälscht wurden, müssen keineswegs alle anderen Reaktionen des Körpers auf die restlichen Zutaten im weiteren Verdauungs- und Verstoffwechselungsprozess unterdrückt worden sein.

So berichten mir Klienten immer wieder von schlechter Bekömmlichkeit, wenn sie Nahrungsmittel verzehrt haben, die nach den modernen Methoden des Food-Designs hergestellt wurden. Selbst wenn diese Nahrungsmittel mit Zusätzen versehen sind, die den natürlichen Selektionsweg des Körpers durch Aromastoffe umgehen, heißt dies noch lang nicht, dass sie gut bekömmlich sind.

Vielleicht hatten Sie auch schon einmal ein unangenehmes Gefühl im Mundraum, in der Magengegend oder in anderen Regionen Ihres Körpers, nachdem Sie einen Schokoriegel, eine Fertigpizza oder ein künstlich aromatisiertes Dessert verzehrt haben. Je tiefgreifender ein Mensch für sich die Fähigkeit zur Selbstwahrnehmung entwickelt hat, desto besser ist er in der Lage, solche Reaktionen seines Körpers auf Unbekömmliches zu spüren, zu empfinden und Konsequenzen einzuleiten.

Auch im Fall künstlich designter Kost ist unser Selektionssystem nicht komplett chancenlos. Auf die manchmal unbändige Lust auf solche Speisen, hervorgerufen durch Zusatzstoffe, macht sich schon an der nächsten Verdauungsstation, dem Magen, ein unangenehmes Bauchgefühl bemerkbar.

Dass sich der Körper also in manchen Fällen nicht so einfach von Aromen und anderen Zusatzstoffen austricksen lässt, davon zeugt auch so manche Erfolgskurve neuer Produktideen des Food-Designs, die zwar zur Markteinführung hohe Marktanteile erzielen, deren Absätze aber oft schon nach einem halben Jahr wieder deutlich sinken. Oft hat dieses Phänomen weniger damit zu tun, dass der Kunde ständig Abwechslung möchte und deswegen zu etwas Neuem greift. Es liegt vielmehr daran, dass viele Erstkunden aufgrund der Unbekömmlichkeit eine Abneigung gegenüber dem Kunstprodukt entwickeln und nach einiger Zeit die Finger davon lassen, obwohl es im ersten Moment als *echter* Gaumengenuss erschien.

Alle, die es erst gar nicht darauf ankommen lassen wollen, Nahrung mit problematischen Zusatzstoffen zu sich zu nehmen, haben die Möglichkeit, Produkte ohne oder zumindest mit möglichst wenig Zusatzstoffen zu wählen.

Hier haben Hersteller aus der Biobranche Pionierarbeit geleistet, deren Produkte nur eine kleine Auswahl natürlicher und relativ unproblematischer Zusatzstoffe enthalten dürfen. Zudem gibt es vereinzelt Hersteller von Nicht-Bioware, die Bioherstellern in nichts nachstehen, was die Zusatzstoffauswahl angeht. Das sind zum Beispiel der Tiefkühlanbieter *Frosta* und die Einzelhandelskette *tegut*, die neben einem großen Biokostsegment in ihren Märkten bereits in den 1990er-Jahren eine Eigenmarke aus konventionellem Anbau, jedoch frei von künstlichen Aromastoffen und Geschmacksverstärkern, entwickelte.

Ob nun mit Design-Food oder frei von Zusatzstoffen: Im Vorteil ist eindeutig, wer sensibel in sich hineinhört, die Signale seines Körpers beachtet und die Bekömmlichkeit oder Unbekömmlichkeit seiner Kost bewusst wahrnimmt.

Wie Sie die Sensibilität Ihres Körpers dafür verbessern können, zeigt das nächste Kapitel.

AUF DEN KÖRPER HÖREN LERNEN

*Was ihr mit eurem Körper verstanden habt,
daran werdet ihr euch ein Leben lang erinnern.*

Funakoshi Gichin,
Karate-Pionier (1868–1957)

Dem Körper zuhören lernen

Somatische Intelligenz hat jeder Mensch. Es geht nun darum, dieser Fähigkeit Beachtung zu schenken, ihr achtsam zu begegnen. *Somatische Intelligenz* hängt nicht von unserem Alter, Geschlecht oder Bildungsgrad ab oder von unserer Fähigkeit, logisch zu denken. Das Einzige, was erforderlich ist, um unsere *Somatische Intelligenz*, die Signale unseres Körpers, achtsam zu nutzen, ist aufmerksame Übung. Und anders, als würden wir mit dem Geigespielen, Ballett- oder Karatetraining beginnen, bringt das Üben von Achtsamkeit für unsere *Somatische Intelligenz* einen sofortigen, direkten Nutzen mit sich.

Im folgenden Teil des Buches geht es daher im Wesentlichen darum, Achtsamkeit zu entwickeln. Achtsam mit der eigenen körperlichen und emotionalen Situation umzugehen, achtsam für die daraus resultierenden eigenen Belange und im gleichen Zug natürlich auch für die eigenen, individuellen Ernährungsbedürfnisse zu sein.

Werden Sie Ihr eigener Ernährungsberater

Dieses Buch ist eine Einladung an Sie, sich selbst zu erforschen, statt irgendwelchen Patentrezepten zu vertrauen. Schnelle Standardlösungen, wie sie viele Ernährungskonzepte vertreten, sei es durch Kostempfehlungen oder durch Regeln zum Ess- und Trinkverhalten, mögen vielleicht logisch klingen und verführerisch sein; die Wahrscheinlichkeit ist jedoch groß, dass der Betreffende unterwegs scheitert und am Ende umso frustrierter ist. Wie unzählige Forschungsergebnisse zeigen, spielen solche Konzepte oft nur mit den Sehnsüchten der Menschen, ihr Idealgewicht, Gesundheit oder Leistungsfähigkeit zu erlangen.

Sie können hingegen für sich etwas tun, wozu kein anderer Ernährungsexperte in der Lage ist: Sie können Achtsamkeit entwickeln für die Frage, auf welches Essen Sie Lust haben, gegen welches Sie eine Abneigung entwickeln und weshalb. Sie können dabei spüren und erfahren, wie Ihnen welches Essen in welcher Menge bekommt. Der Begründer des modernen Karate, *Funakoshi Gichin,* sagte zum Beispiel: »Was du an deinem eigenen Körper erfährst, ist wichtig. Du wirst es nie vergessen.« Das können wir auch aufs Essen übertragen. Insofern können Sie das, was Sie spüren, auf sich wirken lassen und schauen, wie sich dadurch Ihre Ernährung ohne große Vorsätze verändert und entwickelt.

Achtsamkeit üben

Sobald wir damit anfangen, unsere Achtsamkeit zu schulen, erfahren wir allmählich so manches, was wir womöglich seit Jahren aus Gewohnheit tun, aus einer neuen Perspektive. Und vielleicht werden Sie zum ersten Mal wahrnehmen, ob Ihnen diese Gewohnheit wirklich bekommt oder ob Ihnen etwas anderes zuträglicher ist.

Sie werden lernen, auf die Signale Ihres Körpers besser zu achten und im positiven Sinn feinfühliger zu werden. Womöglich werden Sie dann nicht erst mit dem Essen aufhören, wenn der Teller leer ist oder Sie wieder beruhigt sind, sondern sobald Sie keinen Hunger mehr haben. Sie werden auch einiges über Ihre Bedürfnisse und über Ihre emotionalen Mangelzustände herausfinden, die über kurz oder lang durch Essbares gar nicht zu sättigen sind, obgleich Sie das womöglich öfter probieren.

Wie bei allem im Leben spielt bei der Schulung der Achtsamkeit gegenüber den Körpersignalen die Frage, wie wir emotional mit uns umgehen, eine zentrale Rolle. Es ist ein entscheidender Unterschied in Ihrer Entwicklung, ob Sie dazu neigen, sich selbst zu verurteilen, sich zu ärgern und Weltuntergangsstimmung zu entwickeln, oder ob Sie Ruhe, Balance und Selbstachtung bewahren, wenn Sie merken, dass Sie etwas gegessen haben, obwohl Ihr Körper etwas anderes verlangt hatte.

Probieren geht über Studieren

Die folgenden Übungen, Anregungen und Standpunkte sind erprobt und effektiv. Sie führen bei vielen Menschen bereits nach kürzester Zeit zu einer Verbesserung der Achtsamkeit für die Signale des

Körpers. Je geübter Sie werden, desto besser werden Sie die Effekte nutzen können.

Veränderungen werden sich aber nur dann einstellen, wenn Sie durch Übung achtsam werden und bleiben. Steter Tropfen höhlt den Stein. Probieren Sie sich also möglichst oft aus. Am besten regelmäßig, mindestens zweimal die Woche. Bei täglichem Training sind Erfolge sogar noch schneller zu erwarten. Probieren Sie es. Erleben Sie, was mithilfe dieser Übungen alles möglich ist. Und vertrauen Sie dem, was Sie dabei erleben.

Wenn der Weg zum Ziel wird

Was ich seit Jahrzehnten immer wieder beobachten kann, sowohl beim Sport als auch bei der Meditation: Menschen beginnen zunächst mit regelmäßigem Üben, um ein bestimmtes Ziel zu erreichen, zum Beispiel um Gewicht zu reduzieren, Stress zu bewältigen oder achtsamer für ihre *Somatische Intelligenz* zu werden. Im Lauf der Zeit passiert oft etwas ganz Bemerkenswertes: Viele von ihnen spüren, wie gut ihnen regelmäßiges Üben tut, und sie vergessen darüber ihr ursprüngliches Ziel. An dessen Stelle rückt nun die schiere Lust an dem, was sie tun. Dann geht es nur noch um den Sport oder das Meditieren und nicht mehr in erster Linie ums Abnehmen. Das kann ein sehr beglückendes Gefühl sein, und die Übungen werden leicht zu einem Selbstläufer. Der Betreffende muss sich nicht mehr dazu zwingen, er bleibt dabei und wird mit der Zeit automatisch besser darin. In manchen asiatischen Künsten nennt man das eine *Dô-Kunst*. Wir könnten es jedoch auch schlicht *Funktionslust* nennen: Der Weg ist zum Ziel geworden.

Achtsamkeit zur Gewohnheit machen

Gewohnheiten bestimmen unser Leben. Ob wir wollen oder nicht. Manche erleichtern uns den Alltag, manche können lästig sein oder uns sogar schaden.

Auch Essen ist Gewohnheitssache. Und obgleich unzählige Menschen wiederholt versuchen, ihre Ernährungsgewohnheiten nach Plan zu ändern, schaffen es nur wenige auf Dauer. Häufig liegt das daran, dass viele Menschen unbewusst eine Diät abbrechen, wenn sich die *Somatische Intelligenz* meldet und ihnen mitteilt, dass ihr Organismus zur Bewahrung seiner Vitalität etwas anderes benötigt als das, was der Diätplan vorsieht. Hier liegt, wie bereits beschrieben, ein wesentlicher Grund für das Scheitern der vielen kategorischen Ernährungskonzepte: Der Körper holt sich längerfristig eben, was er braucht, und nicht das, was die Ratio oder das aktuelle Diätprogramm vorsehen.

Ein weiterer wichtiger Grund, warum Menschen in einen Zustand dauerhafter Fehlernährung schlittern, liegt in der mangelnden Achtsamkeit für die Signale des Körpers und seine Belange (➡ siehe Kapitel 5, Seite 95 ff.).

Tatsache ist: Sobald Sie unachtsam essen, laufen Sie Gefahr, sich darin zu trainieren,

- die Signale Ihres Körpers zu missachten
- nicht auf die Bekömmlichkeit der Nahrung zu achten
- nicht darauf zu achten, ob Ihnen das, was Sie gerade essen, wirklich zusagt
- nicht auf die Essensmenge zu achten, die Ihnen im Moment guttun würde

- so schnell zu essen, dass der Verdauungstrakt bei der Arbeit überfordert wird
- Essen als Ersatzbefriedigung für emotionale Probleme zu nutzen.

Achtsamkeit ist kein Muss

So haben wir uns letztlich mit jeder unachtsam eingenommenen Mahlzeit über Jahre hinweg Gewohnheiten antrainiert, die den Bedürfnissen des Körpers womöglich sogar nicht gerecht werden.

Falls Sie jetzt spüren, dass Sie zu den Menschen gehören, die oft unachtsam essen, sollten Sie zuallererst einmal gelassen bleiben. Deshalb gleich in Selbstverurteilung oder Panik zu verfallen, wäre nicht hilfreich. Unbewusste Nahrungsaufnahme ist bei uns weit verbreitet. Viele Menschen lesen beim Essen die Zeitung, schauen Fernsehen oder arbeiten sogar noch in Hetze, während sie sich schnell ein Stück Kuchen, einen Kaffee, Süßigkeiten oder anderes einverleiben.

Sollten Sie sich in Zukunft gegen ein solches Multitasking und zu mehr Achtsamkeit rund ums Essen (und Leben) entscheiden, so wird dies eine ganze Reihe günstiger Auswirkungen haben: weniger Stress, mehr Ausgeglichenheit, bessere Bekömmlichkeit dessen, was Sie essen, und insgesamt eine vorteilhaftere Ernährungssituation.

Achtsamkeit für die Botschaft des Körpers kann unmöglich immer stattfinden. Doch je mehr Sie sie üben und je mehr Sie es sich zur Gewohnheit machen, dem Leben und Ihrem Körper achtsam zu begegnen, desto klarer werden die Signale Ihres Körpers an Sie dringen und desto besser werden Sie im Einklang mit den wirklichen Bedürfnissen Ihres Körpers sein.

Nicht nur *was*, auch *wie* wir essen, ist entscheidend

Oder: Prinzipien für den Umgang mit sich selbst

Nicht nur *was* wir tun, spielt im Leben eine Rolle, sondern auch *wie* wir es tun und wie wir dabei mit uns umgehen. So verhält es sich in vielen Bereichen unseres Lebens. Nicht allein die Aktion selbst entscheidet, ob etwas gelingt oder nicht, sondern zugleich die innere Haltung sich selbst gegenüber.

Ein Boxer kann zehn Jahre fleißig Schläge trainieren, ohne dadurch die Kunst des Faustkampfs zu beherrschen. Denn es kommt nicht zwangsläufig allein auf die körperliche Bewegungsfähigkeit an, sondern auch auf die innere Haltung des Kämpfers und darauf, wie er in anderen Bereichen des Lebens mit sich umgeht. Versucht er nur, wie eine Maschine zu funktionieren, wird er vermutlich respektabel kämpfen können. Er wird jedoch erst dann ein wirklich interessanter Kämpfer und Virtuose seines Faches werden, wenn er die innere Haltung eines Champions einnimmt – einschließlich Respekt, Liebe und Achtsamkeit gegenüber sich selbst und anderen –, wenn er wach ist und bereit zur Kommunikation, wenn er Lust an Kreativität und am Experimentieren hat, wenn er bereit ist, aus sich herauszugehen, aber auch auf sich aufpasst.

Dieses Beispiel ist letztlich auf alle Lebensbereiche übertragbar. Egal, ob Familienmutter, Ehepartner, Geschäftsführerin, Handwerker oder Geiger: Es ist die innere Haltung, die über das sich dabei einstellende Entwicklungspotenzial entscheidet.

Erfahrungsgemäß erleichtern uns einige Aspekte der inneren Haltung und des Umgangs mit uns selbst, achtsam für die Signale des Körpers zu werden. Sicher lassen sich auch ohne die Beachtung dieser Signale beeindruckende Erfolge erzielen. Sie mit einzubeziehen, wirkt sich allerdings deutlich unterstützend und förderlich auf den gesamten Entwicklungsprozess aus.

Anregungen für den Umgang mit sich selbst

Achtsamkeit

Je achtsamer Sie für die Signale Ihres Körpers werden, desto mehr kommen Sie mit der Weisheit Ihres Körpers in Kontakt. Sie lernen, seine Signale und seine Funktionsweisen besser zu verstehen. Das verhilft Ihnen zu Selbstbewusstsein und in direkter Folge zu einem besseren Vertrauen in den eigenen Körper und in eigene Entscheidungen.

Wenn wir eine Riesenportion zu einer unpässlichen Zeit oder etwas Unbekömmliches essen, sagt unser Körper zwar nicht wörtlich »Stopp!« zu uns, dennoch meldet er sich. In seiner eigenen, zunächst vielleicht unscheinbar leisen, für manche anfangs kaum merklichen, subtilen Sprache. Je besser wir jedoch ein Gespür dafür entwickeln, desto klarer und verständlicher wird die Botschaft.

Selbstbewusstsein

Oft wird Selbstbewusstsein mit *Durchsetzungsvermögen, Rücksichtslosigkeit* oder *Arroganz* verwechselt. Tatsächlich beschreibt Selbstbewusstsein jedoch etwas völlig anderes, nämlich die Fähigkeit, sich seiner selbst bewusst zu sein, sich also reflektieren zu können und dabei ehrlich und aufrichtig zu sein. Je einfühlsamer Sie durch die Übungen zur Achtsamkeit die Bedürfnisse Ihres Körpers verstehen, desto besser gedeiht auch Ihr Selbstbewusstsein. Selbst wenn es Ihnen im ersten Moment banal erscheinen mag: Selbstbewusstsein ist **die zentrale Voraussetzung,** um bewusst zu genießen, bewusst zu entscheiden, sich bewusst Gutes zu tun. Wenn Selbstbewusstsein wachsen darf, kann Selbstsicherheit gedeihen, wird Unsicherheit überschaubar. Eine zuversichtliche Lebensauffassung wird Wurzeln schlagen, und individuelle Talente dürfen sich entfalten. Das kann die günstige Entwicklung eines Menschen bedeutend fördern.

Eigenverantwortlichkeit

Selbstverantwortlich zu sein meint die Fähigkeit, sich eine eigene Antwort auf Lebensfragen geben zu können. Das heißt nicht, die Meinung anderer Menschen sei unwichtig. Vielmehr bedeutet es, dass der Mensch in der Frage, was für ihn gut ist, selbst entscheiden kann und nicht gezwungen ist, für gut zu befinden, was andere ihm vorgeben. Wirkliche Selbstverantwortung setzt voraus, dass ein Mensch einen hohen Grad an Selbstbewusstsein und dadurch einen gewissen Grad an Selbstsicherheit erlangt hat.

In Balance kommen

Gewichts- und Ernährungsprobleme haben ursächlich oft nichts mit Kalorien zu tun, sondern hängen mit unseren Stimmungen, Gefühlen und unserer Fähigkeit zusammen, in Balance zu kommen. Sind wir ausgeglichen und zufrieden, nimmt die Wahrscheinlichkeit zu, dass wir sowohl hormonell als auch bei der Nahrungsaufnahme achtsamer und selbstbewusster agieren.

Regelmäßiger Sport sowie die folgenden Übungen zur Entwicklung von Achtsamkeit können eine wichtige Hilfe sein, in Balance zu kommen. Ist ein Mensch hingegen dauerhaft und schwerwiegend emotional nicht im Gleichgewicht, kann es sinnvoll sein, sich über die Anwendung der Übungen hinaus professionelle psychologische Beratung in einer Gruppe oder in Einzelsitzungen zu holen.

Dankbarkeit

Wir dürfen dankbar sein! Abgelenkt von den Anforderungen des Lebens und des Alltags, nehmen wir die Verhältnisse, in denen wir in Mitteleuropa leben, als Selbstverständlichkeit hin. Dem ist jedoch mitnichten so. Auch wenn wir des Öfteren den Blick dafür verlieren, sind die Ressourcen, Chancen und Möglichkeiten, die uns das Leben heute bietet, in der bisherigen Geschichte der Menschheit absolut einzigartig. Wir können unsere Persönlichkeit entfalten; unser wirtschaftlicher und technischer Standard ist beachtlich; und wir können uns gut ernähren.

Das Gefühl der Dankbarkeit löst biologisch gesehen Ruhe und Entspannung aus, körperlich wie mental. Unsere Fähigkeit zur Achtsamkeit und somit auch zum achtsamen Umgang mit uns und der Welt wird gefördert. Wir dürfen uns also ruhig in Dankbarkeit üben. Es gibt allen Grund dafür.

Nicht bewerten

Wir sind auch kulturell bedingt daran gewöhnt, Menschen, Dinge oder Situationen möglichst schnell zu bewerten. Der Welt und uns selbst urteilsfrei und somit unvoreingenommen zu begegnen, fällt den meisten von uns sehr schwer. Allzu schnell tendieren wir dazu, Standpunkte einzunehmen und Meinungen zu vertreten, abzulehnen oder anzufechten. Wir (über-)reagieren emotional. Oft allerdings führt gerade das dazu, dass wir uns in einer emotionalen Schieflage wiederfinden. Wir können jedoch auch probieren, die alten Pfade nicht weiter auszutreten.

Die folgenden Übungen zur Verbesserung Ihrer Selbstwahrnehmung helfen Ihnen, die Signale Ihres Körpers wahrzunehmen und dabei den Standpunkt eines neutralen Beobachters einzunehmen.

Sie lernen zwar, sich selbst und Ihre Reaktionen bewusst anzuschauen, jedoch nicht mit dem Ziel, unmittelbar emotional darauf zu reagieren. Nehmen Sie nur wahr! Sich selbst! Lauschen Sie der Botschaft, die Sie sich selbst übermitteln. Ohne das Wahrgenommene vorschnell zu werten. Ohne sich zu ärgern, ohne Ihr Aussehen zu bewerten oder sich nach etwas schlecht Bekömmlichem über Ihre angebliche *Charakterschwäche* oder Ihren angeblichen *inneren Schweinehund* zu ärgern.

Dann werden Sie merken, dass es einen entscheidenden Vorteil hat, weniger zu bewerten: Je weniger Sie werten, desto mehr Platz wird fürs Erleben entstehen.

Übertragen aufs Essen bedeutet das: Je weniger Sie Ihre Nahrung nach den Maßstäben einer vermeintlich *gesunden Ernährung* bewerten, desto mehr Raum zum Spüren haben Sie: Wie deckt sich das, was Sie essen, mit Ihren Bedürfnissen, und wie fühlt es sich im Mund, im Bauch und später im ganzen Körper an?

So wie wir alle *Somatische Intelligenz* haben, verfügen wir alle auch über diesen offenen, weiten Geist. Manchmal ist er nur ein wenig verschüttet worden. Unvoreingenommen zu betrachten, was es während des Übens an uns zu entdecken gibt, kann uns helfen, diesen Geist wieder aufzuspüren.

Offen bleiben

Sicher ist es in vielen Belangen zuerst einmal bequemer, sich von seiner Routine leiten zu lassen: im Umgang mit sich selbst, in Beziehungen und bei der Arbeit. Doch wenn es grundlegend an der Bereitschaft mangelt, Neues kennenzulernen, es zu erkunden und zu integrieren, wird es auf Dauer schwirig.

Um mehr über sich zu erfahren, etwa mit den folgenden Übungen zur Eigenwahrnehmung, ist Offenheit und damit die Bereitschaft, neue Eindrücke anzunehmen, eine unverzichtbare Voraussetzung.

Doch nicht nur in der Selbsterfahrung, auch in rationalen Wissensfragen, wie wir sie in den vorigen Kapiteln behandelt haben, ist es wichtig, beständig dazuzulernen. Wissen darf hinterfragt und um Neues, ebenso kritisch Überprüftes ergänzt werden. Sonst erstarrt altes Wissen allzu leicht zum Dogma. Leben ist Bewegung. In ihr liegt die vitale Kraft. Nicht umsonst sagt der Volksmund: »Leg nicht zu viel fest, sonst bewegt sich nichts mehr!«

Ruhe und Geduld bewahren

Zur Ruhe zu kommen ist eine der wichtigsten Voraussetzungen, um Achtsamkeit für die eigene *Somatische Intelligenz* und Intuition zu entwickeln, aber letztlich auch alle anderen Formen von Intelligenz zu nutzen, über die wir verfügen.

Je weiter und feiner Sie Achtsamkeit entwickeln, desto mehr werden Sie reflektieren können, wo Ihre wichtigsten Stressbelastungen liegen, wie sie zustande kommen und wie Sie die Situation im Sinne eines harmonischen Lebens verbessern können.

Wenn Sie eine technische Sportart, ein Instrument oder eine Fremdsprache lernen wollen, brauchen Sie neben innerer Motivation, Beharrlichkeit und Disziplin vor allem eines: Geduld. Und zwar über Jahre hinweg. Im wahrsten Sinne des Wortes müssen Sie es erdulden lernen, dass sich besondere Fähigkeiten nicht im Schnelldurchgang meistern lassen, selbst dann nicht, wenn Sie höchstes Talent mitbringen.

Anders als beim Geigespielen oder beim Karate »bewegt« sich beim Üben von Achtsamkeit allerdings schon nach den ersten Minuten des Übens etwas. Und mit jedem weiteren Üben der Achtsamkeit werden Sie sich weiterentwickeln. Bereiten Sie sich dabei keinen unnötigen Druck, indem Sie sich möglichst schnell entwickeln wollen. Manchmal stellt sich schnell ein deutlicher Erfolg ein, während es zuweilen längere Zeit dauert, bis kleine Fortschritte bemerkbar sind. Besonders förderlich kann es sein, in solchen Phasen den Faden beharrlichen Übens nicht abreißen zu lassen. Gesunde Entwicklung braucht reichlich Zeit.

Annehmen, was ist

Gier, Heißhunger und Lust auf eine Kost, die uns nicht bekommt, entstehen immer aus einem Mangel heraus. Dieser kann nährstoffbedingt oder emotional begründet sein.

Sollten Sie nach längerer Zeit der Bewusstwerdung noch immer dazu neigen, Dinge zu essen, die Ihnen überhaupt nicht bekommen, scheidet mit großer Wahrscheinlichkeit ein Mangelzustand auf körperlich-nährstofflicher Ebene aus. In so einem Fall ist es lohnend, sich auf die Suche nach emotionalen Mangelzuständen zu begeben. Könnten etwa Entbehrungen dahinterstehen: ein Defizit an Genuss, an Geborgenheit und Trost, an Zuwendung oder Selbstverwirklichung? Falls ja, ist es hilfreich, mit professioneller Begleitung verträgliche Lösungswege aufzuspüren.

Gelassenheit und Vergebungsfähigkeit

Immer wieder berichten mir Kollegen und Klienten von ihrem *inneren Schweinehund*. Und oft hört sich das an wie eine Selbstverurteilung, Selbstbezichtigung und Selbstabwertung. Vermutlich gefällt mir dieser Begriff deshalb nicht in meiner Arbeit. Meiner Meinung nach ist Selbstbezichtigung nicht der passende Weg, um nachhaltig und in innerer Balance etwas in sich zum Besseren zu bewegen. Meiner Erfahrung nach ist der vermeintliche *innere Schweinehund* in Wirklichkeit oft nichts anderes als ein Zuwenig an Selbstwahrnehmung und Selbsterfahrung. Hierzu im Folgenden ein Beispiel aus meiner Praxis.

Als Herr K. zum ersten Mal zu mir in die Sprechstunde kommt, erzählt er mir von seinem seit Jahrzehnten sehr hohen Konsum an Süßigkeiten. Zwar fasse er immer wieder gute Vorsätze, doch dann komme sein ›innerer Schweinehund‹ und mache alle zunichte.
Gleich beim zweiten Termin beginnen wir, an seiner Fähigkeit, sich selbst wahrzunehmen, zu arbeiten.
Bereits nach einigen Tagen ist er in der Lage, die Signale genauer wahrzunehmen, die ihm sein Magen und andere Körperbereiche senden, wenn er wieder einmal eine Riesenportion Gummibärchen, Schokolade oder Bonbons konsumiert hat. Zum ersten Mal macht er sich so die unmittelbaren Reaktionen seines Körpers auf das, was er sich regelmäßig an hoch verarbeiteter Süßkost einverleibt, wirklich bewusst: Innere Unruhe, nervöses Magengrummeln, starkes Aufstoßen, die Haut nach einigen Minuten talgig, und ein subtiles, unangenehme Gefühl auf der Haut breitet sich aus, als habe er seit allzu langer Zeit nicht mehr geduscht.
In den Folgeterminen vertieft Herr K. seine Fähigkeiten zur Selbstwahrnehmung. Hinsichtlich der Reaktionen seines Körpers auf das, was er isst. Wir reden über seine neuen Erfahrungen – nicht über Nahrungsmitteltabellen, Kalorien oder Warenkunde.

Nach etwa drei Monaten berichtet Herr K., sein Süßigkeitenkonsum sei mittlerweile um gut zwei Drittel zurückgegangen, ohne dass er sich dazu zwingen musste. Vielmehr falle ihm immer häufiger auf, dass er gegen Süßigkeiten beziehungsweise gegen die Symptome, die sie ihm körperlich bereiten, eine Abneigung entwickelt.
Seine Figur hat sich verändert, er ist schlanker geworden. Sein Blick ist klarer, seine Haut rosiger und seine Ausstrahlung ruhiger geworden. Vom ›inneren Schweinehund‹ spricht Herr K. nicht mehr.

Hingabe an den Moment

Telefonieren und gleichzeitig googeln; essen, lesen und gleichzeitig fernsehen; Auto fahren, Radio hören und knabbern; am PC unter Zeitdruck arbeiten, Kaffee in Massen trinken und währenddessen (fast unter Ausschaltung des Bewusstseins) eine Schachtel Pralinen essen. All dies ist nicht ungeteilte Hingabe, nicht *Beseeltheit*. Wirklich voll hingeben können wir uns nur wenig Dingen gleichzeitig. Sattdessen erreichen wir mit Multitasking in aller Regel nur eines auf hohem Niveau: Wir erhöhen die Außenreizdichte und die Fokussierung auf die Außenwelt. Dadurch steigt das Risiko, die innere Stimme, die eigenen Gefühle und Signale unseres Körpers nur noch vermindert oder häufig überhaupt nicht mehr wahrzunehmen.

Hingabe sieht hingegen so aus:
»Wenn ich mit jemandem spreche, bin ich voll da.«
»Wenn ich esse, dann esse ich nur.«
Aus der Forschung wissen wir mittlerweile: Zerstreuung, Multitasking und Unachtsamkeit führen über kurz oder lang dazu, dass Menschen unruhig und unzufrieden werden. Hingabe, Konzentration auf nur eine Sache bedeuten dagegen nicht nur mehr Präsenz und weniger Stress, sondern auch mehr Befriedigung.

Wachheit und Wachsamkeit

In den japanischen Bewegungskünsten ist von *Zanshin* als einem wichtigen Erfolgsgaranten im Leben die Rede: von gelassener, entspannter Wachsamkeit. Und Wachheit ist eine der wichtigsten Voraussetzungen für Erfolg. Wer nicht gut regeneriert, zu wenig geschlafen hat oder überlastet ist, der wird nicht achtsam sein können, weder für die Signale seines Körpers noch für seine positive Entwicklung in anderen Lebensbereichen. Auch das Risiko für eine Reihe von Erkrankungen und gesundheitlichen Problemen steigt.

Sorgen Sie deshalb für ausreichende Ruhe- und Erholungsphasen, und vermeiden Sie dauerhafte Überlastungsaktionen: emotional, geistig und körperlich, privat wie beruflich.

➡ Liebesrausch und Liebeskater

Moritz hat Iris kennengelernt. Vom ersten Moment an sind sich die beiden sympathisch, und schon nach wenigen Treffen hat sich daraus eine Beziehung entwickelt mit einem überwältigenden Sexleben. Manchmal drei, vier Mal am Tag, morgens früh, am Abend und fast die ganze Nacht schlafen die zwei miteinander. Mehrmals in der Woche verbringen die beiden wunderschöne, schlaflose Nächte.

Moritz ist allerdings in der Arbeit nicht mehr so konzentriert und präsent wie früher. Im Fitnessstudio war er seit Wochen nicht mehr, weil ihm nach einem Arbeitstag schlichtweg die Kraft dazu fehlt. Als er endlich wieder einmal Trainieren geht, merkt er schon nach den ersten Übungen, dass er an seine früheren Leistungen nicht mehr anknüpfen kann. Auch empfindet er plötzlich die Übungen als unangenehm, sodass er nach der Hälfte des Programms das Training abbricht.

Aber selbst wenn Moritz nach den erfüllten Nächten am Wochenende ausschlafen kann, spürt er, dass er nicht mehr so kraftvoll ist wie seinerzeit als Single. Moritz nimmt zwar die Zeichen seines Körpers wahr, er ist jedoch nicht bereit, seinem Körper die Anerkennung und Wertschätzung zu geben, die dieser einfordert.

Eines Tages fühlt Moritz sich so geschwächt, dass er seine Arbeit unterbrechen muss. Er zeigt Anzeichen eines Kreislaufkollapses, seine Beine sind kraftlos, und er hat starke Konzentrationsstörungen. Dies ruft eine Kollegin auf den Plan, die besorgt nachfragt, was mit ihm los sei; er sehe in letzter Zeit so ausgemergelt aus.

Als Moritz an diesem Abend nach Hause kommt, ist ihm klar, dass es so nicht weitergehen kann; er muss die Signale seines Körpers endlich ernst nehmen. Also spricht er mit Iris. Ohne jede Frage möchte er mit ihr zusammenbleiben; doch das übertriebene Sexleben müsse er der Gesundheit zuliebe auf ein verträgliches Maß zurückschrauben. Sein Körper gebe ihm seit Wochen unmissverständlich zu verstehen, dass ihm das einfach zu viel ist.

Iris schmunzelt verständnisvoll, umarmt ihn und sagt ihm, dass sie sich ebenfalls gefragt habe, wie lang das noch so weitergehen solle. Sie hätte das wahrscheinlich auch nicht mehr länger ausgehalten. Die beiden schlafen nebeneinander ein und bis zum nächsten Morgen durch. Am nächsten Abend vereinbaren sie, Sex künftig von der Botschaft des Körpers abhängig zu machen.

Sich akzeptieren und den Körper respektieren

Gewiss hören oder lesen Sie diesen Hinweis nicht zum ersten Mal: Wir müssen uns akzeptieren lernen – nicht nur unsere persönlichen tollen Seiten, sondern gerade jene, die wir allzu gern los wären oder geflissentlich übersehen. Auf dem Weg der Selbsterfahrung rücken die »Schwachstellen« in unser Selbstbewusstsein. Wer es schafft, anzunehmen, was ist, verabschiedet sich von der Illusion, perfekt sein zu müssen. Das nimmt dem betreffenden Menschen viel Druck und lässt die Chance auf einen erfüllten Lebensstil wachsen, weil er sich nun besser dem widmen kann, was wirklich zählt.

Auch auf körperlicher Ebene sind Selbstakzeptanz und -respekt ein wichtiger Wohlfühl- und Gesundheitsfaktor: Je mehr ein Mensch sich darauf einlässt, auf die Signale seines Körpers zu achten, desto besser wird er dessen Bedürfnisse respektieren lernen.

Anfangs wird Ihnen vielleicht auffallen, wie bestimmte Speisen oder Situationen deutliche Symptome Ihres Körpers bewirken: etwa Sodbrennen, Übelkeit oder Verdauungsbeschwerden. Mit der Zeit entwickelt sich ein noch feineres Verständnis für die Botschaften des Körpers. Dann werden auch die viel subtileren Signale wahrgenommen: ein flaues Gefühl beim Anblick oder Geruch einer Speise, früher vielleicht kaum mit dem Essen in Verbindung gebrachte Hautveränderungen oder einfach eine Veränderung der Stimmung, die durch bestimmte Nahrungsmittel oder Gerichte hervorgerufen wurde. Indem wir lernen, auf den Körper und seine Botschaften, die er uns zuspielt, zu achten, üben wir uns in Selbstakzeptanz.

Bewegung fördert die Eigenwahrnehmung

Unser Körper ist ein vernetztes System. Regelmäßiges Training beeinflusst daher nicht nur wenige Abschnitte unseres Körpers, sondern letztlich all unsere Zellen. Unter Training produzieren Muskeln Myokine. Das sind hormonähnliche Stoffe, die über den Blutweg in den gesamten Körper abgegeben werden. Nicht nur die Muskeln, sondern alle Zellen werden somit durch Training beeinflusst und in Richtung einer besseren Leistungsfähigkeit verändert. So wissen wir heute, dass regelmäßiges körperliches Training nicht nur die Entwicklung des viel zitierten Sportlerherzens bewirkt, sondern etwa auch die der Sportlerleber, der Sportlerniere oder des Sportlermagens.

Sport und *Somatische Intelligenz*

Das Nervensystem erhält durch Training wertvolle Lernimpulse: Sport wirkt antidepressiv, baut Aggressionen ab, fördert Selbstbewusstsein und Eigenwahrnehmung, stärkt mental und macht psychisch belastbarer. Das vegetative Nervensystem, der Bereich also, der ohne unser bewusstes Zutun das Gesamtsystem Körper mit all seinen Organen und Untersystemen ständig reguliert und steuert, wird durch Sport besonders gefordert. Denn unter intensiver Belastung von Muskeln, Blutgefäßen und inneren Organen läuft dieser Teil unseres Nervensystems auf absoluten Hochtouren, um die Organe so harmonisch wie möglich arbeiten und kooperieren zu lassen. Wenn wir weiter bedenken, dass die *Somatische Intelligenz* vornehmlich eine Leistung des vegetativen Nervensystems darstellt, wird klar, weshalb gerade die regelmäßige kräftige Belastung durch Körpertraining diesen Bereich unseres Nervensystems so gut entwickeln und effizient werden sowie die Impulse der *Somatischen Intelligenz* so deutlich hervortreten lässt.

Achtsam durch Sport

So ist es nur stimmig, wenn Sportler berichten, dass sie durch langjähriges Training nicht nur ihre Leistung, sondern zugleich ihre Fähigkeit zur Selbstwahrnehmung deutlich verbessern konnten. Manche Ausdauersportler lernten mit zunehmendem Trainingsniveau, präziser zu fühlen, dass eine Grippe im Anmarsch war, lange bevor die ersten typischen Symptome auftraten.

Ein derart schärferes Frühwarnsystem kann uns vortrefflich vor körperlichen Überlastungen schützen. Einen Läufer etwa bewahrt es davor, mit einem sich anbahnenden Infekt in ein strapaziöses Rennen zu gehen. Andere Sportler wiederum berichten, dass sie mit zunehmendem Trainingsstand immer genauer spüren können, welche Nahrung in welcher Menge für sie im Moment geeignet ist.

Oft wird durch dieses Mehr an Feinfühligkeit zugleich unser Gespür für unsere psychischen und emotionalen Belange gefördert: für sich ankündigende Überlastungen, für die Grenzen unserer seelischen Belastbarkeit, für unsere emotionalen Bedürfnisse sowie für unsere individuellen Ressourcen und Stärken.

Angemessen dosiert, kann jede Art von Sport Ihre Fähigkeiten zur Selbstwahrnehmung fördern. Beim Training befassen Sie sich, ob bewusst oder unbewusst, in erster Linie aktiv mit sich selbst. Jede Stunde Sport ist also eine ganz persönliche Therapiestunde.

Gerade Einzelsportler widmen sich mit ihrer Aktivität in erster Linie sich selbst. Sie gewähren sich Zeit, um tiefer mit Leib und Seele in Kontakt zu treten. Zeit, die Spielregeln der eigenen Existenz tiefer gehend zu studieren. Zeit, sich den ganz individuellen Bedürfnissen, Potenzialen und vielleicht auch den Wunden der Seele heilsam zu nähern. Zeit, seine Innenwelt zu entwickeln.

Menschen, die ihre Selbstwahrnehmung verbessert haben, werden schneller merken, in welchen Situationen sie sich körperlich, aber auch seelisch Spannungen aussetzen. Sie werden früher die Gefahr wittern, sich zu überfordern. Und sie werden die Gabe erlangen, besser zu spüren, welche Situationen ihnen guttun.

➡ Ben und die Mineralienversorgung

Ben hat gerade einen Zehn-Kilometer-Lauf in einer knappen Dreiviertelstunde absolviert. Trotz bescheidener Frühlingstemperaturen und eher kühlender Funktionskleidung hat er stark geschwitzt. Mit dem Schweiß hat Ben nicht nur Wasser, sondern auch verschiedene Mineralstoffe über die Haut abgegeben. Direkt nach dem Lauf verspürt er Durst. Und nur zehn Regenerationsminuten später meldet sich bei ihm die Lust auf etwas Würziges, Salziges.

Er achtet auf die Signale seines Körper und entscheidet sich für Nudeln mit Tomatensauce. Dazu gibt es einen kleinen Salat und eine Kümmel-Salzstange. Ben gleicht auf diese Weise den Wasserverlust und die durchs Schwitzen verlorenen Mineralstoffe aus. Darüber hinaus führt er Kohlenhydrate zu, die er durch den Energieaufwand beim Laufen abgebaut hat. Damit gibt Ben seinem Körper die Stoffe, die er im Anschluss an die sportliche Belastung benötigt, um optimal regenerieren zu können.

Effekte körperlichen Trainings auf den Organismus

Organsystem oder Körperfunktion	Tendenzielle Effekte von Bewegungsmangel	Tendenzielle Effekte eines individuell angepassten Trainings
Herzmuskulatur	Rückbildung	Stärkung
Körpermuskulatur	Rückbildung	Stärkung
Körperfettgewebe	Zunahme	Abnahme
Energieverbrauch	Geringer	Höher

Organsystem oder Körperfunktion	Tendenzielle Effekte von Bewegungsmangel	Tendenzielle Effekte eines individuell angepassten Trainings
Knochendichte	Abnahme	Drosselung der Abnahme bzw. Zunahme
Pulsfrequenz in Ruhe	Höher	Niedriger
Sauerstoffaufnahme	Geringer	Höher
Sauerstoffsättigung des Blutes	Niedriger	Höher
Sauerstoff- und Nährstoffversorgung der Körperorgane	Schlechter	Besser
Blutfettspiegel	Ungünstiger	Günstiger
Funktion des Immunsystems	Verschlechtert	Verbessert
Ermüdbarkeit	Größer	Geringer
Erholung	Langsamer	Schneller
Leistungsreserven	Gering	Größer
Körperliche und psychische Belastbarkeit	Niedriger	Höher
Leistungsabfall im Alter	Schneller	Langsamer
Stimmungslage	Eher verschlechternd	Eher aufhellend
Somatische Intelligenz	Eher geringe Wahrnehmung	Verbesserte Wahrnehmung

Sport und Achtsamkeit verbinden

Überaus bemerkenswerte Erfolge hinsichtlich Ihrer Selbstwahrnehmung können Sie erreichen, wenn Sie Ihr körperliches Training mit meditativen Techniken verbinden. Das muss nicht viel Zeit zum eigentlichen Training erfordern. Die Effekte jedoch sind sehr eindrucksvoll. Manche Sportarten wie Yoga, Tai-Chi, Chi-Kung (Qigong) sowie etliche asiatische Kampfkünste haben diese meditativen Anteile ohnehin fest in ihre Systeme integriert. Doch auch in andere Sportarten lassen sich solche Trainingsanteile leicht einbauen. Eine praktische Anleitung hierzu finden Sie auf ➥ Seite 183 ff.

Signale des Körpers wahrnehmen

Selbsterfahrung üben

Sind wir der Reaktionen unseres Leibes hinsichtlich Lust oder Abneigung, Bekömmlichkeit oder Unverträglichkeit etc. erst einmal gewahr geworden, dann steigt die Wahrscheinlichkeit, dass wir bei jeder wiederholten oder neuen Erfahrung mit mehr Eigenverantwortlichkeit reagieren. Es geht folglich um Ernährungsoptimierung durch Gewahrwerdung der eigenen, individuellen Bedürfnisse, nicht um striktes Verfolgen von Vorschriften und Fremdempfehlungen.

Die neu entdeckten Reaktionen unseres Körpers auf das Essen können wir zunächst einmal nur wirken lassen. Ohne vorschnell zu bewerten, ohne überstürzt einzugreifen. Je tiefer, feiner und klarer wir der Signale des Körpers gewahr werden, desto leichter fällt es uns schließlich, uns eine eigene Antwort auf unsere Ernährungsbedürfnisse zuzugestehen und beim Essen empfindsam und eigenverantwortlich zu handeln. Sie erinnern sich: Was wir am eigenen Leib bewusst erfahren, werden wir nicht vergessen; wir werden es höchstwahrscheinlich für uns und für unsere positive Entwicklung nutzen. So wird sich unser Verhalten, frei von Vorsätzen, ganz von selbst regulieren, wenn wir unserem Körper und unseren Gefühlen ausreichend Gehör schenken.

Spüren lernen, was bekommt

Konkret lauten also drei der wichtigsten Fragen: Wie reagiere ich auf das, was ich esse? Körperlich, geistig und emotional? Besteht ein Zusammenhang zwischen meiner Ernährungsweise und den Signalen, die mein Körper mir sendet?

So kann es zum Beispiel sein, dass jemand eine deutlich stärkere Infektneigung entwickelt, sobald er dauerhaft viel tierisches Protein, viel hoch verarbeitete Fertignahrung und nur wenig Frischkost zu sich nimmt.

Andere Menschen bekommen Probleme infolge eines Mangels an Proteinen oder eines übermäßigen Verzehrs bestimmter Nahrungsmittel (mitunter sogar naturbelassener Produkte).

Ich habe Klienten erlebt, die wenige Minuten nach dem Genuss von Cashewkernen mit Kopfschmerzen reagierten.

Wie weiter vorne erwähnt (➨ Seite 34), leiden manche unter schweren Blähungen, nachdem sie Vollkornbrot aus Schnellsauerteig gegessen haben, und werden binnen weniger Tage beschwerdefrei, wenn es durch traditionell gefertigtes, länger gesäuertes Vollkornbrot oder ohne Food-Design hergestelltes Weißbrot ersetzt wird.

Wer extrem zucker- oder fruchtsäurereich bzw. mineralstoffarm gegessen und getrunken hat, reagiert bei entsprechender Konstitution womöglich innerhalb der nächsten Tage mit verstärktem Haarausfall; Männer sind von diesem Phänomen besonders betroffen.

Purinreiche Nahrung, wie Hülsenfrüchte, Fleisch oder Bier, ruft bei manchen Menschen äußerst schmerzhafte Gichtanfälle hervor, während andere diese Speisen problemlos verarbeiten können.

Darüber hinaus gibt es Menschen, die auf eine salzreiche Kost mit erhöhtem Blutdruck reagieren, während bei anderen der Blutdruck unverändert bleibt.

Wieder andere neigen dazu, nach salzreichem Essen oder auch bei Einnahme von Kreatin, einem Nahrungsergänzungsmittel für Sportler, in Gesicht und an anderen Hautpartien regelrecht aufgedunsen zu wirken, während andere damit einwandfrei klarkommen.

Außerdem kann es sein, dass sich mit der Zeit aufgrund von Medikamenten, Alter, hormonellen Veränderungen oder einer Änderung des Gesundheitszustands die Nahrungsbedürfnisse sowie die Bekömmlichkeiten verändern. Das bekommt man nur heraus, wenn man achtsam probiert oder rückblickend beobachtet (wobei rückblickendes Beobachten in aller Regel nicht ganz so präzise ist).

In der folgenden Tabelle (➡ Seite 153 ff.) liste ich eine konstruktive *Auswahl* möglicher Bekömmlichkeits- und Unverträglichkeitsanzeichen auf; natürlich können die persönlichen Erfahrungen mit diversen Nahrungsmitteln weit vielfältiger sein. (**Wichtiger Hinweis:** Darüber hinaus können die Ursachen der aufgelisteten Symptome auch in völlig anderen Lebensaspekten liegen!) Ich möchte betonen, dass ich mit der Auflistung möglicher Körpersignale keineswegs beabsichtige, Einbildung, Hypochondrie oder Überängstlichkeit zu fördern! Die Tabelle soll Ihnen lediglich helfen, Anhaltspunkte zu gewinnen und für Botschaften Ihres Körpers sensibel zu werden.

➡ Fit durch Vollwert

Ludwigs Zustand hat sich in den vergangenen Jahren nach der Trennung von seiner Frau stetig verschlechtert. Auch dass er sich seither selbst verpflegt, hat deutliche Spuren hinterlassen: Wenn er nicht auswärts isst, konsumiert er fast nur Fertiggerichte, Süßigkeiten, Knabberzeug und Limonade. Hauptsächlich an Bauch und Hüften hat er gut zehn Kilo zugelegt. Antrieb und Leistungsfähigkeit haben stark abgenommen, und immer öfter machen ihm innere Unruhe und Schlafprobleme zu schaffen. Zunehmend kämpft er mit Atemwegsinfekten. Allein im letzten Jahr hat er deswegen fünfmal Antibiotika verschrieben bekommen und war insgesamt fünf Wochen krankgeschrieben. Kaum ein Morgen, an dem er ohne Halsschmerzen aufwacht.

Als es Frühjahr wird, hat Ludwig seine Lebenssituation satt und nimmt sich fest vor, etwas zu ändern. Er beginnt regelmäßig zu joggen. Ein Artikel in einer Zeitschrift weckt Ludwigs Interesse für Vollwertkost. Kurz darauf belegt er ein Vollwertseminar und fängt an, sich entsprechend zu ernähren: zu Hause keine Fertiggerichte mehr, nur noch selten Süßigkeiten und Food-Design, dafür viel Frischkost, Gemüsegerichte, Vollkorn statt Weißmehl und nur wenig Fleisch. Das Resultat lässt nicht lang auf sich warten: In nur drei Monaten hat Ludwig sein Ausgangsgewicht wieder erreicht und bestreitet seinen ersten Volkslauf über fünf Kilometer. Die Schlafprobleme und seine chronische Mattigkeit gehören der Vergangenheit an. Auch Infekte, die ihm so große Probleme bereitet haben, sind für ihn kein Thema mehr. Mittlerweile weiß er, dass die Symptome Aufforderungen seines Körpers waren, seinen Lebensstil zu ändern. Und er ist froh, dass er diese Veränderungen geschafft hat. Allerdings hat Ludwig in letzter Zeit öfter Probleme mit starken Blähungen; sie treten vor allem dann auf, wenn er größere Mengen Haferflocken gegessen hat, die er morgens, wenn es schnell gehen soll, mit einem geriebenen Apfel und Wasser vermischt zu sich nimmt. Eine Bekannte aus der Laufgruppe erzählt ihm von ihren guten Erfahrungen mit veganer und getreidefreier Rohkosternährung.

Mittlerweile experimentierfreudig geworden, beschließt Ludwig, auch das einmal auszuprobieren. Mit dem Verzicht auf die Haferflocken verschwinden die Blähungen schon nach zwei Tagen. Dafür isst er sehr viel Obst, vor allem Zitrusfrüchte, dazu verschiedene Wildkräuter und als Proteinquelle täglich mindestens vier Handvoll Nüsse. In den ersten Wochen fühlt Ludwig sich mit so viel Rohkost bestens. Er nimmt weiter Gewicht ab, Haut und Augen werden immer klarer und auch beim Laufen wird er leistungsfähiger.

Doch nach zwei Monaten wendet sich das Blatt: Obwohl es erst Spätsommer ist, überkommt ihn häufig ein unangenehmes Kältegefühl. Zudem empfindet er immer öfter eine Abneigung gegenüber Obst. Und wenn er Wildkräuter nur sieht, hegt er Abscheu. Nun hat er sogar ein paarmal nach einer Nussmahlzeit Kopf- und Mandelschmerzen bekommen. Ihm ist, als habe er in letzter Zeit nicht nur Fett-, sondern vor allem auch Muskelmasse verloren. Durch die viele Obstrohkost der letzten Zeit ist auch sein Zahnschmelz deutlich angegriffen. Wieder versteht Ludwig seine Symptome als ein Signal, einen Kurswechsel vorzunehmen. Zwar kommt seine Laufkameradin nach wie vor bestens mit ihrer Rohkost zurecht. Ludwig jedoch beschließt, unter Meidung von Haferflocken zur Vollwertkost zurückzukehren. Auch Milchprodukte und Fleisch baut er nun in seinen Speiseplan mit ein. Nach einigen Tagen spürt er, wie es ihm deutlich besser geht. Hin und wieder hat Ludwig Lust auf die »alten« Süßigkeiten, der er dann auch nachgibt. Allerdings nicht immer mit einer guten Bekömmlichkeit, wie er danach feststellt, weil er für die Botschaften seines Körpers mit der Zeit immer sensibler geworden ist.

Fühlen, wie's bekommt

Signale des Körpers verstehen

Körperbereich	Mögliches Signal bei Unverträglichkeit, Über- oder Unterversorgung mit bestimmten Nahrungsanteilen	Mögliches Signal bei Verträglichkeit bestimmter Nahrungsanteile bzw. passender Bedarfsdeckung
Haut	• Stark fettend • Aufgedunsen • Erhöhte Neigung zu Hautunreinheiten	• Normal fettend • Normal • Keine erhöhte Neigung zu Hautunreinheiten
Haare und Nägel	• Kopfhaut stark fettend • Haarausfallrate erhöht • Nagelstruktur gestört in Farbe oder Elastizität	• Kopfhaut normal fettend • Haarausfallrate normal • Nagelstruktur unauffällig
Mund	• Merkwürdiger, unangenehmer Beigeschmack • Unangenehmes Gefühl auf der Mundschleimhaut • Irritationen, Wundwerden und Reizung der Mundschleimhaut • Angegriffener Zahnschmelz • Starke Neigung zu Karies	• Angenehmes Mundgefühl
Speiseröhre	• Sodbrennen	• Keine Probleme

Körper-bereich	Mögliches Signal bei Unverträglichkeit oder Über-/Unterversorgung	Mögliches Signal bei Verträglichkeit und passender Bedarfsdeckung
Magen-Darm-Trakt	• Portionsgröße zu klein oder zu groß • Völlegefühl (»wie ein Stein im Magen«) • Blähungen • Bauchdecke aufgebläht • Nervöses Knurren, nervöse Bewegungen, übermäßige Peristaltik, Unruhe • Schmerz • Probleme bei der Stuhlentleerung: zu dünnflüssig oder zu fest	• Portionsgröße angemessen und nicht *abfüllend* • Eher Leichtigkeit, warmes, wohliges Bauchgefühl, angenehme Ruhe und Unauffälligkeit des Bauchraums • Keine Blähungen • Bauchdecke bleibt eher flach • Angenehmes Gefühl der Leichtigkeit und wohlige Wärme • Kein Schmerz • Keine Probleme bei der Stuhlentleerung, angenehme Stuhlbeschaffenheit
Immunstatus	• Allergische Reaktion auf Nahrungsaufnahme, z.B. Nasenlaufen, Augenbrennen, Ekzeme • Erhöhte Infektneigung	• Unauffällig
Blutdruck	• Erhöhung	• Harmonisch
Blutzuckerspiegel	• Erhöhung bzw. Erniedrigung	• Harmonisch
Harnsäure	• Erhöhung	• Harmonisch
Körpergewicht	• Ungünstige Zu- oder Abnahme	• Harmonisch

Körperbereich	Mögliches Signal bei Unverträglichkeit oder Über-/Unterversorgung	Mögliches Signal bei Verträglichkeit und passender Bedarfsdeckung
Körperzusammensetzung	• Abbau von Muskelmasse, ungünstige Zu- oder Abnahme von Körperfett, ungünstige Zu- oder Abnahme des Körperwasseranteils	
Appetit	• Eher Abneigung gegen ein bestimmtes Nahrungsmittel	• Eher Lust auf ein bestimmtes Nahrungsmittel
Stimmung und Befindlichkeit	• Müdigkeit, Abgeschlagenheit, Konzentrationsstörungen, allgemeine Unlust, Kopfschmerz • *Fressnarkose* nach dem Essen	• Wachheit und Frische • Wohlige Zufriedenheit
Körperliche Verfassung	• Abnahme der körperlichen Robustheit, Belastbarkeit und Leistungsbereitschaft	
Atmung	• Durch Völlegefühl erschwert • Erschwert durch Blähungen	• Frei fließend
Wasserlassen	• Übermäßiger Harndrang und Wasserverlust • Zu wenig Harnmenge, sehr dunkle Einfärbung des Urins	

ÜBUNGSTEIL:
IN DEN KÖRPER HINEINSPÜREN

Selbstbewusstsein üben

Im folgenden Abschnitt werden Sie eine Reihe einfacher und effektiver Übungen finden, mit denen Sie Ihre Eigenwahrnehmung fördern können. In der praktischen Arbeit mit meinen Klienten habe ich sie über Jahre hinweg erprobt. Und in vielen Fällen haben sich diese Übungen auf Dauer als effektiver herausgestellt als dogmatische Empfehlungen zur Nahrungsaufnahme und Kostzusammenstellung.

Steter Tropfen höhlt den Stein

Oft stellt sich schon nach den ersten Übungen ein positiver Effekt ein. Mit einer nahezu optimalen Wirksamkeit können Sie in der Regel nach etwa 30 bis 100 Wiederholungen rechnen. Doch Sie brauchen keine Bedenken zu haben: Weil die Übungen kurz sind, lassen sie sich normalerweise problemlos in den Tagesablauf einbauen. Sobald Sie sich einmal daran gewöhnt haben, können 2 bis 15 Minuten Training – etwa nach dem Aufstehen, nach dem Essen, in einer kurzen Pause oder unmittelbar vor dem Schlafengehen – zu einem höchst angenehmen meditativen Ritual werden.

Ich kenne viele Menschen, die auf ihre tägliche Verabredung mit sich selbst und auf die unweigerlich erzielte Verbesserung der Lebensqualität nicht mehr verzichten wollen, nachdem sie erst einmal den großen Nutzen der Übungen erkannt haben.

Je öfter Sie die Übungen durchführen, desto leichter werden sie Ihnen fallen und desto intensiver werden Sie lernen, Ihre Bedürfnisse wahrzunehmen, und zwar nicht nur in Ernährungsfragen. Sie werden auch herausfinden, wie viel Ruhe, Schlaf, Zerstreuung, Bewegung und sexuelle Aktivität Ihnen guttun. So können Sie das für Sie richtige Maß im Leben finden.

Grundhaltung zu den Übungen

- Wann immer Sie eine der Übungen durchführen möchten, lesen Sie die betreffende Anleitung bitte mehrmals durch, bis Sie sich den Übungsablauf merken können.
- Wenn Ihnen ein Partner die Übungen in einem einfühlsamen Ton vorliest, können Sie auch direkt mit der Durchführung der jeweiligen Übung beginnen.
- **Außerdem können Sie die gesprochenen Übungen bzw. geführten Meditationen dieses Buches als MP3-Datei unter www.frankenbach.momanda.de downloaden.**
- Sorgen Sie für eine angenehme Atmosphäre.
- Zu einigen Übungen (bei denen dies angegeben ist) können Sie sanfte, angenehme Musik abspielen. Die anderen Übungen sollten lieber ohne musikalische Untermalung durchgeführt werden; eine ruhige Umgebung ist optimal.

> **Sie können
> die gesprochenen Übungen
> bzw. geführten Meditationen unter
> www.frankenbach.momanda.de
> als MP3-Datei für 6,99 Euro
> downloaden.**

Übung — Zur Ruhe kommen

Wir Menschen haben Schwierigkeiten, im Hier und Jetzt, ganz bei uns selbst zu sein, in der Ruhe zu verweilen, uns nicht ablenken zu lassen und vollkommen zu entspannen. Doch erst in der Stille gelingt es uns, vertieft wahrzunehmen, was sich in uns abspielt: unsere körperliche Befindlichkeit und unsere Gefühle.

Die folgende Übung ermöglicht es Ihnen, zur Ruhe zu kommen, den Ablenkungen von außen zu widerstehen und sich ganz auf sich selbst zu konzentrieren. Dadurch gewinnen Sie zunehmend Souveränität, Selbstsicherheit und Anmut.

Die Übung eignet sich auch hervorragend bei Schlafproblemen. Führen Sie sie gleich nach dem Zubettgehen durch. Danach drehen Sie sich einfach zur Seite und schlafen ein.

Weder Entspannungsübungen noch Meditation gehören primär zu den therapeutischen Methoden. Und doch: Je mehr wir zu innerer Ruhe und Klarheit kommen, desto eher tritt – unweigerlich und wie von selbst – vieles von dem ein, was man als Therapie bezeichnen könnte: ein feineres Gespür für die eigenen Bedürfnisse, deren Erfüllung uns Zufriedenheit schenkt; ein besseres Gefühl für die Frage nach dem rechten Maß für sich selbst.

Gerade am Anfang ist diese Übung effektiver, wenn sie im Liegen durchgeführt wird. (Mit entsprechenden Abwandlungen kann sie jedoch auch im Sitzen gemacht werden.) Sie können hierbei eine beruhigende, angenehme Meditationsmusik abspielen. Mit einer Wolldecke sorgen Sie dafür, dass Sie nicht auskühlen.

Ob Sie vorerst mit der Unterstützung eines Partners üben, der Ihnen den Text vorliest, oder mithilfe des MP3-Downloads: Sobald Sie nach mehrmaligem Üben die einzelnen Schritte verinnerlicht haben, können Sie sie ganz allein durchführen, indem Sie in Gedanken die Abschnitte durchgehen und dabei gewissermaßen durch Ihren Körper wandern.

Dauer: zwischen 3 und 15 Minuten

● **Anleitung**

Machen Sie es sich bequem.
Legen Sie sich so hin, dass Wirbelsäule, Hals und Kopf
   eine Linie bilden.
Wenn Sie mögen, schließen Sie Ihre Augen.
Spüren Sie, wie der Boden Sie trägt
- wie Ihre Fersen den Boden berühren
- wie Ihre Waden auf dem Boden aufliegen
- wie Ihre Oberschenkel den Boden berühren.

Spüren Sie, wie Ihr Gesäß auf dem Boden aufliegt
- wie Ihr Steiß- und Kreuzbein auf dem Boden aufliegen
- wie Teile Ihrer Lendenwirbelsäule auf dem Boden aufliegen.

Spüren Sie, wie Ihre Brustwirbelsäule auf dem Boden aufliegt
- wie Ihre Schulterblätter den Boden berühren
- wie Ihr Kopf auf dem Boden aufliegt.

Spüren Sie, wie Ihre Arme und Hände auf dem Boden aufliegen.

Sie sind ganz bei sich.
Nichts kann Sie stören.
Alles hat Zeit bis später.
Gedanken kommen und ziehen vorbei wie Wolken
    am Sommerhimmel.
Sie sind ganz ruhig und entspannt.
Versuchen Sie, eine bis zehn Minuten in der Meditation zu bleiben.

Machen Sie sich nun langsam bereit,
    in den Raum zurückzukommen.
Bereiten Sie sich vor, mit den nächsten Atemzügen
    Ihre Augen zu öffnen, wenn sie geschlossen waren.
Recken und strecken Sie sich, wie es Ihnen guttut.
Ballen Sie Ihre Fäuste.
Seien Sie wieder im Hier, erfrischt und wach.

Schauen Sie, wie es Ihnen jetzt geht. Fühlen Sie in sich hinein. Fühlen Sie sich ruhiger, entspannter, ausgeglichener als vor der Übung? Dann können Sie wieder Ihrem gewohnten Tagesablauf folgen.

Allerdings sind Sie nun auch gut vorbereitet auf die folgenden Übungen. Wenn Sie möchten, können Sie also auch noch eine oder mehrere Übungen anschließen.

Übung   Den Körper wahrnehmen

Manche Informationen, die uns unser Körper sendet, sind so intensiv, dass wir gar nicht anders können, als sie umgehend wahrzunehmen und spontan Konsequenzen zu ziehen. Wer etwa zum ersten Mal auf eine heiße Herdplatte greift, wird sofort reagieren, die Hand zurückziehen und in Zukunft seine Finger von der Platte fernhalten.

Je nach Ausprägung unserer Sensibilität bemerken wir andere, leisere und doch wichtige Nachrichten nicht so schnell, obgleich der Körper sie uns mitteilt: leichtes Sodbrennen zum Beispiel oder ein unangenehmes Gefühl in der Bauchgegend, nachdem wir uns eine Tafel Schokolade im Eiltempo einverleibt haben. Nach mehrmaligem Üben allerdings verfeinert sich die Eigenwahrnehmung. Auch das *Bauchgefühl* verbessert sich, und Schritt für Schritt beginnen sich immer mehr Empfindungskanäle zu öffnen. Indem wir unsere Körperwahrnehmung schärfen, können wir unsere Sensibilität deutlich verbessern.

Je höher die Dichte an Außenreizen, Problemen und Stress, desto stärker neigen Menschen dazu, sich selbst sowie ihre Bedürfnisse weniger wahrzunehmen. Die folgende Übung zielt darauf ab, dieses Feingefühl zu entdecken, wiederzuerlangen und weiterzuentwickeln.

Am Anfang ist die Übung meistens effektiver, wenn sie im Liegen durchgeführt wird; grundsätzlich können Sie sie aber auch im Sitzen ausführen. Geeignet ist hier auf Wunsch eine beruhigende, angenehme Meditationsmusik. Eine Wolldecke verhindert, dass Sie auskühlen (vor allem, wenn Sie liegen). Ob Sie vorerst mit der Unterstützung eines Partners üben, der Ihnen den Text vorliest, oder mithilfe des MP3-Downloads (➡ Seite 159): Sobald Sie nach mehrmaligem Üben die einzelnen Schritte verinnerlicht haben, können Sie sie ganz allein durchführen, indem Sie in Gedanken die Abschnitte durchgehen und dabei gewissermaßen durch Ihren Körper wandern.

Viele Menschen neigen dazu, eher flach zu atmen. Oft drücken sich darin unbewusst übermäßige nervliche Beanspruchung, schwierige Lebensumstände oder unbewältigte schmerzliche Ereignisse aus, Zustände also, die die Eigenwahrnehmung bedeutend einschränken können. Das Gespür dafür, was förderlich und was eher unzuträglich ist, kann dadurch schwerwiegend vermindert werden.

Indem Sie bei der Übung auf Ihren Atem achten, tragen Sie deutlich zu Ihrer Entspannung bei. Sie verbessern Ihre Selbstwahrnehmung und werden vitaler.

Dauer: etwa 15 Minuten

● Anleitung

Machen Sie es sich auf Ihrem Platz bequem.
Schließen Sie Ihre Augen und versuchen Sie, möglichst gerade zu liegen oder zu sitzen. Kopf, Nacken und Wirbelsäule bilden eine Linie.
So fällt es Ihnen leichter, tief und erfrischend zu atmen und Ihren ganzen Körper zu spüren.
Mit jedem Atemzug sorgen Sie für Ihr körperliches Selbst. Sie geben sich dem Rhythmus des Lebens hin, versorgen alle Teile Ihres Körpers mit Sauerstoff und erleichtern allen Organen die Arbeit.

Ihr Blut kann ruhig strömen. Ihr Bauchraum entspannt sich angenehm. Ihr Bauch- und Kopfhirn kommen leichter in einen Zustand entspannter Vitalität.

Gehen Sie nun mit Ihrer Aufmerksamkeit nach innen. Gibt es Stellen, die aus irgendeinem Grund Ihre Aufmerksamkeit wünschen – vielleicht indem sie schmerzen oder verspannt sind?
Spüren Sie die Stellen, an denen Sie sich locker und offen fühlen.
Sie müssen nichts anderes tun, als mit Ihrer Aufmerksamkeit in Ihrem Körper herumzuwandern.

Fangen Sie nun an, etwas gründlicher vorzugehen.
Beginnen Sie mit Ihrem Kopf. Spüren Sie, wie er sich fühlt.
Atmen Sie frische Luft in Ihren Kopf.
Lassen Sie beim Ausatmen alles aus Ihrem Kopf hinausströmen, was Ihnen Unbehagen bereitet: Anspannung, Müdigkeit und Schmerzen.
Spüren Sie, wie sich Ihr Kopf immer klarer und frischer fühlt.

Nun lenken Sie Ihr Bewusstsein auf Nacken und Schultern.
Spüren Sie, wie sich Ihr Körper dort fühlt.
Vielleicht entdecken Sie Anspannung oder Schwere. Atmen Sie frische Energie in Muskeln und Blutgefäße hinein und lassen Sie beim Ausatmen alles Verbrauchte und Unangenehme aus dem Körper hinausfließen.

Nun wenden Sie Ihre Wahrnehmung den Armen zu.
Bemerken Sie, wie sie sich von innen anfühlen. Spüren Sie Ihre Ellbogen, die Handgelenke, die Hände.
Die Kraft Ihres Atems bringt frische Energie hinein und nimmt beim Hinausströmen die Anspannung weg.

Nun richten Sie Ihre ganze Aufmerksamkeit in Ihre Brust und spüren,
    ob Sie Enge empfinden oder Unbehagen.
Atmen Sie tief in Ihre Brust und lassen Sie los, wenn Sie ausatmen.

Lassen Sie sich nun einen Augenblick Zeit für Ihr Herz.
Bemerken Sie, wie sich Ihr Herz fühlt.
Spüren Sie, wie sich die Umgebung Ihres Herzens fühlt und
    welche Gefühle im Augenblick ganz tief in Ihrem Herzen wirken.
Stellen Sie sich vor, dass Sie diesmal besonders entspannt
    Ihren Atem auf die Reise schicken und in Ihr Herz hineinatmen.
Atmen Sie ganz sanft in Ihr Herz, und erlauben Sie Ihrem Atem,
    für Ihr Herz zu sorgen. Spüren Sie, dass die entspannte Aufmerk-
    samkeit Ihrem Herzen guttut.
Atmen Sie alles aus, was Sie gern loslassen möchten:
    Unruhe, Unbehagen, Schmerzen und Müdigkeit.

Lassen Sie nun die Kraft Ihres Atems Ihren Rücken massieren,
    von Ihrem Nacken bis in die Hüften.
Spüren Sie Ihre Wirbelsäule, lassen Sie sie locker werden,
    und atmen Sie Anspannung und Unbeweglichkeit aus.

Nun gehen Sie mit Ihrer Aufmerksamkeit in den Bauch.
Spüren Sie, wie sich mit dem Einatmen Ihre Bauchdecke hebt
    und mit dem Ausatmen wieder senkt.
Nehmen Sie sich einen Augenblick Zeit für Ihren Bauchraum.
Bemerken Sie, wie er sich anfühlt: Herrscht Nervosität oder
    angenehme Entspannung? Spüren Sie nach, ob Sie Enge, Druck
    oder Unbehagen empfinden oder Freiheit und Leichtigkeit.
Stellen Sie sich vor, dass Sie diesmal ganz gelassen und entspannt
    Ihren Atem auf die Reise schicken und in Ihren Bauch hineinatmen.

Atmen Sie sanft in Ihren Bauchraum, und erlauben Sie Ihrem Atem, für Ihren Bauch zu sorgen.
Bemerken Sie, dass Ihre entspannte Aufmerksamkeit Ihrem Bauch guttut.
Dann atmen Sie alles aus, was Sie gern loslassen möchten: Unruhe, Unbehagen, Schmerzen und Müdigkeit.
Atmen Sie tief in Ihren Bauch. Schicken Sie die Kraft Ihres Atems bis in Ihr inneres Zentrum, und achten Sie darauf, dass Sie vollständig ausatmen.

Gehen Sie nun mit Ihrer Aufmerksamkeit in Ihr Becken, und bemerken Sie, wie die sanfte Kraft Ihres Atems dort für Lockerheit sorgt.
Unbehagen darf beim Ausatmen hinausfließen, und die Muskeln Ihrer Organe entspannen sich und genießen die Sicherheit dieser Situation.
Ihr Bauchhirn kann sich sammeln.

Schicken Sie Ihren Atem auch in Ihre Beine, Ihre Knie, Ihre Unterschenkel und in Ihre Fußgelenke bis in die Zehenspitzen.
Schicken Sie frische Kraft und Wärme in diesen Teil Ihres Körpers, der ständig so viel leistet, damit Sie jeden Tag beweglich und frei sein können.

Und während Sie Ihren Körper ganz bewusst erleben, begrüßen Sie ihn mit dem Gefühl der Dankbarkeit. Ihr ältester Freund und treuester Gefährte: Ihr Körper.
Gestatten Sie sich das Gefühl von Zuneigung und Respekt, wie Sie es jedem treuen Freund entgegenbringen. Sie wissen, dass Ihr Körper es nicht leicht gehabt hat und dass er sich erholen wird, wenn Sie gut für ihn sorgen.

Senden Sie Ihren heilenden Atem weiter hinein in Ihren Körper,
 und spüren Sie, wie auch Ihr Geist zunehmend den Atem begleitet,
 vielleicht wie ein sanfter Nebel, der in jedes Tal sinkt und
 die Blätter mit Tau benetzt.
Gestatten Sie sich, dieses Wunder Ihres Körpers zu genießen,
 während Sie tief atmen, bis in jeden Winkel Ihrer Existenz.
Entspannt und in Ruhe beobachten Sie, welche Stellen frische Kraft
 brauchen und welche Stellen bereits gut versorgt sind.
Bemerken Sie, wie gut es Ihrem Körper tut, ihm so viel Beachtung
 zu schenken.
Und während Sie weiter ein- und ausatmen, können Sie Ihrem Atem
 zuschauen, wie er für Ihren Körper sorgt: für Wärme und Frische,
 für Ruhe und Helligkeit.
Verweilen Sie nun eine Minute.

Wenn Sie mögen, atmen Sie noch einmal tief ein und aus und bereiten
 sich behutsam darauf vor, mit den nächsten Atemzügen die Augen
 wieder zu öffnen.
Recken und strecken Sie sich, wie es Ihnen guttut.
Kommen Sie mit Ihrer Aufmerksamkeit zurück in diesen Raum,
 und öffnen Sie Ihre Augen.
Seien Sie wieder im Hier, erfrischt und wach.

Schauen Sie nun, wie es Ihnen nach der Meditation geht. Fühlen Sie sich ruhiger, entspannter, ausgeglichener als vor der Übung?

Nachdem Sie die Übung mehrere Male gemacht haben, etwa eine Woche lang täglich oder über zwei Wochen alle drei Tage: Stellen Sie fest, was sich durch die Übungen verändert hat – in Ihrem Alltagsverhalten, wie Sie andere und sich selbst behandeln; wie Sie bei der Nahrungsauswahl, während des Essens und danach mit sich selbst umgehen. Inwieweit achten Sie darauf, welche Nahrung Sie besonders anspricht und welche eher nicht, inwieweit auf deren Bekömmlichkeit?

Übung: Bewusstes Atmen als Schlüssel zur Selbstwahrnehmung

Wie wir atmen, ist uns in aller Regel nicht bewusst. Zahlreiche Untersuchungen in den vergangenen 100 Jahren haben allerdings gezeigt, dass es zwischen der meist unbewussten Atmung und dem emotionalen und Selbstwahrnehmungszustand eines Menschen enge Beziehungen gibt. Viele Bewegungs- und Meditationskünste, von Yoga bis zu Karate, stellen die Atmung daher in den Mittelpunkt. So wurde vielfach der Zusammenhang von Atemfrequenz auf der einen Seite sowie Wohlbefinden und Fähigkeit zur Selbstwahrnehmung auf der anderen Seite nachgewiesen.

Während bei angenehmen Empfindungen wie Ruhe, Entspannung und Zufriedenheit die Atemfrequenz abnimmt und das Atemvolumen zunimmt, ist bei Wut, Frustration oder Kummer oft das Gegenteil der Fall. Je harmonischer die Atmung, desto stärker wächst das Vermögen zur Eigenwahrnehmung: Die Sinne für die eigenen Bedürfnisse dürfen sich schärfen.

Indem wir unsere Aufmerksamkeit auf unseren Atem lenken, kommen wir unweigerlich zu mehr Ruhe und Zufriedenheit. Dabei erzielen wir auch günstigere Ergebnisse hinsichtlich unserer Selbstwahrnehmung. Wir brauchen dabei unserem Atem nur bewusst zu folgen; wir müssen nicht versuchen, ihn künstlich zu beschleunigen, zu verlangsamen oder zu intensivieren.

Die folgende Übung führt über die Atembeobachtung zu einer verbesserten Fähigkeit zur Selbstwahrnehmung. Der Blick für Ihren persönlichen Zustand, für Ihre Gefühlswelt und Bedürfnisse wird geschärft. Sie werden ruhiger und zufriedener.

Sie können die Atemmeditation im Liegen oder im Sitzen durchführen. Bitten Sie Ihren Partner, die Anleitung vorzulesen, oder hören Sie sich die Übung auf dem MP3-/CD-Player an (➡Seite 159). Die Übung ist dann am effektivsten, wenn Sie sie in ruhiger Umgebung, am besten ohne musikalische Untermalung durchführen.

Dauer: 5 bis 8 Minuten

● **Anleitung**

Wenn Sie mögen, schließen Sie Ihre Augen.
Sie brauchen nichts weiter zu tun, als Ihre Aufmerksamkeit
   auf Ihren Atem zu richten.
Werden Sie sich aller Einzelheiten gewahr, die Ihnen auffallen: Wie die
   Luft beim Einatmen Ihre Nasenflügel erkalten lässt. Wie sich Ihre
   Nasenflügel beim Ausatmen anwärmen. Bleiben Sie etwa 30 Sekunden lang mit Ihrer Aufmerksamkeit bei diesen Wahrnehmungen.

Achten Sie nun darauf, wie die Luft beim Einatmen ganz ruhig durch
   Nase und Hals in die Lungen strömt und wie sie beim Ausatmen

den Weg aus den Lungen über Hals und Nase nach außen nimmt. Bleiben Sie etwa 30 Sekunden lang mit Ihrer Aufmerksamkeit dabei.

Nun achten Sie darauf, wie sich Ihr Brustkorb beim Einatmen weitet und sich beim Ausatmen wieder senkt. Bleiben Sie etwa 30 Sekunden lang mit Ihrer Aufmerksamkeit dabei.

Achten Sie darauf, wie sich Ihre Bauchdecke beim Einatmen anhebt und wie sie sich beim Ausatmen wieder senkt. Bleiben Sie etwa 30 Sekunden lang mit Ihrer Aufmerksamkeit dabei.

In den nächsten zwei Minuten beobachten Sie selbstständig Ihren Atem.

Bereiten Sie sich nun behutsam darauf vor, mit den nächsten Atemzügen die Augen wieder zu öffnen.
Recken und strecken Sie sich, wie es Ihnen guttut.
Kommen Sie mit Ihrer Aufmerksamkeit zurück in diesen Raum, und öffnen Sie Ihre Augen.
Seien Sie wieder im Hier, erfrischt und wach.

Schauen Sie nun, wie es Ihnen im Anschluss an die Meditation geht.
Wie fühlen Sie sich?
Welche Auswirkungen hat das auf Ihre Fähigkeit zur Eigenwahrnehmung?
Auf die Wahrnehmung Ihres Körpers?
Auf Ihre Gefühle?
Wie wirkt sich dies auf die Wahrnehmung Ihrer Ernährungsbedürfnisse und die Bekömmlichkeit Ihrer Kost aus?

Übung	Prägungen und Emotionen bewusst machen, die unser Ernährungsverhalten beeinflussen

Unser Essverhalten wird von Kindesbeinen an durch eine Vielzahl von Faktoren geprägt: Dazu zählen auch bestimmte Gefühlszustände, die wir mit bestimmten Nahrungsmitteln verknüpfen (⟹ Kapitel 4, Seite 72 ff.).

Das erklärt auch, warum so viele gestresste, enttäuschte oder emotional verletzte Menschen Trost im Essen suchen. Andere wiederum haben aufgrund solcher Prägungen mit Magersucht, Bulimie, Fressattacken oder sonstigen Essstörungen zu tun. Manche trösten sich bei bestimmten Gefühlszuständen, etwa bei Wut, Angst, Langeweile, Einsamkeit oder Traurigkeit, mit Essen. So nehmen wir nicht zwangsläufig Zucker, Salz und Fett zu uns, weil der Körper sie gerade benötigt, sondern weil sie einen wichtigen Beitrag zur Änderung unserer Stimmung leisten können. Womöglich ist ihr Einfluss sogar gerade deshalb so stark, weil sie in unserer geschichtlichen Vergangenheit knapp waren und sie unsere Sorge ums Überleben linderten, sobald wir die ersehnte Nahrung bekamen.

Seiner familiären, kulturellen und emotionalen Prägungen besser gewahr zu werden, kann uns wertvolle Hinweise geben: Durch welche Faktoren wird unser Ernährungsverhalten über die Signale unseres Körpers hinaus mitbestimmt? Wenn solche Prägungen dazu führen, dass wir Unbekömmliches und spürbar Unzuträgliches zu uns nehmen, also gegen unsere *Somatische Intelligenz* handeln, so können wir uns mit Gewahrsein fragen: Möchten wir diese unvorteilhaften Prägungen beibehalten oder doch lieber ausprobieren, wie es wäre, sie durch ein Verhalten abzulösen, das uns zuträglicher ist?

Die folgenden Übungen sind angelehnt an die von der Psychologin *Susan Albers* und der Zen-Lehrerin *Jan Chozen Bays* entwickelten Programme (➞ Seite 203); sie können Ihnen helfen, in dieser Frage Klarheit zu gewinnen.

Am besten nehmen Sie die Übungen zur Gewahrwerdung Ihrer Prägungen mit einem Partner vor, der Sie anleitet. Falls Sie im Augenblick niemand unterstützen kann, sprechen Sie die Antworten auf die Fragen für sich selbst aus. Führen Sie die Übungen in einer ruhigen, ungestörten Umgebung aus.

Ernährungswurzeln bewusst machen

Versuchen Sie sich zu vergegenwärtigen, welche Erinnerungen Sie an das Thema Essen in Ihrer Kindheit haben und wie Sie damals Mahlzeiten erlebt haben.

Teil 1

Dauer: 15 bis 20 Minuten

Schildern Sie, wie eine typische Mahlzeit verlief, als Sie zwischen fünf und zehn Jahre alt waren.
Beginnen Sie mit dem Frühstück. Wenden Sie sich dann dem Mittag- und Abendessen zu, jeweils etwa 5 Minuten lang.
Ihr Partner kann Ihnen bei Bedarf auf die Sprünge helfen, zum Beispiel mit folgenden Fragen:

- Wo haben Sie gegessen?
- Wer war dabei anwesend?
- Wie war der Geräusch- und Aktivitätspegel beim Essen?
- Wer hat das Essen zubereitet?
- Wie wurde es serviert?
- In welcher Stimmung aßen Sie?
- Worüber wurde gesprochen?
- Wer sprach hauptsächlich?
- Wie lang dauerte eine normale Mahlzeit?
- Wie standen die Beteiligten nach dem Essen auf, und wie gingen sie weg?
- Hatten Sie als fünf- bis zehnjähriges Kind irgendwelche Pflichten im Bereich des Kochens, Essens oder Wegräumens?

Tauschen Sie danach die Rollen, damit Ihr Partner die Übung ebenfalls durchführen kann, während Sie ihm zuhören und Fragen stellen.

Teil 2

Dauer: 5 bis 15 Minuten

Fragen Sie ein Mitglied Ihrer Kernfamilie, wie Mahlzeiten abliefen, als es zwischen fünf und zehn Jahre alt war.
Falls Sie Ihre Eltern oder Großeltern fragen, können Sie etwas über deren Konditionierung im Bereich des Essens erfahren und darüber, wie das an Sie weitergereicht wurde.
Wenn Sie Ihren Bruder oder Ihre Schwester befragen, bekommen Sie vielleicht andere Perspektiven zu den Essgewohnheiten Ihrer Familie. Auch dies ist möglicherweise auf anderer Ebene sehr informativ.

Teil 3

Dauer: 5 bis 10 Minuten

Schildern Sie Ihrem Partner von möglichst vielen Regeln rund um Lebensmittel, Essen und Tischmanieren, die Ihnen aus Ihrer Kindheit noch einfallen. Zum Beispiel: »Wie man isst, so schafft man auch«, »Iss deinen Teller leer, sonst ...«, oder: »Es gibt keinen Nachtisch, wenn ...«, oder: »Kau nicht mit offenem Mund ...«, oder: »Kinder soll man sehen, nicht hören ...«
Erzählen Sie Ihrem Partner von Ihrer emotionalen Reaktion auf diese Regeln.
Halten Sie sich noch immer an diese Regeln, oder haben Sie sie abgewandelt, oder haben Sie sie vielleicht sogar abgeschafft? Welche Konsequenzen hat dies?

Teil 4

Dauer: 5 bis 10 Minuten

Fragen Sie mindestens eine Person, die Sie kannte, als Sie zwischen fünf und zehn Jahre alt waren, was für eine Art Esser Sie waren. Falls Sie einen Elternteil oder ältere Geschwister befragen, können Sie sich auch nach Ihren Essgewohnheiten von Geburt an bis über die gesamte Kindheit erkundigen.

Teil 5

Dauer: 1 bis 5 Minuten

Können Sie Ihre Essgewohnheiten in einem Wort beschreiben? In einem Satz? Hatten Sie irgendwelche körperlichen Probleme rund ums Essen? Koliken? Reflux? Starke Karies? Magenschmerzen? Durchfall oder Verstopfung? Gab es Lebensmittel, die Sie gehasst oder geliebt haben? Woher wussten Sie das?

Essen aus emotionaler Not

Sicher ist es nicht grundsätzlich verkehrt, Speisen geschickt einzusetzen, um einen schwierigen Gemütszustand zu handhaben. In manchen Fällen ist dies sogar sinnvoll. Je bewusster und achtsamer wir dabei vorgehen, desto besser. Wenn Sie den Eindruck haben, dass bei Ihnen ein spürbar ungünstiges Essverhalten mit ernsthaften, schwerwiegenden emotionalen Problemen verknüpft ist, können die folgenden Empfehlungen zwar eine professionelle therapeutische Hilfe durch einen speziell qualifizierten Ernährungsberater oder einen Psychotherapeuten nicht ersetzen. Dennoch können sie hilfreich sein, damit Essen nicht dauerhaft zu einem Mittel zur Bewältigung Ihrer Gefühle wird.

1. Nutzen Sie die Übungen zur Achtsamkeit, um auch den Unterschied zwischen physischem und emotionalem Hunger zu erkennen: Atmen Sie mehrmals ganz bewusst, wie in der Übung

Bewusstes Atmen als Schlüssel zur Selbstwahrnehmung (➠ Seite 168 ff.) beschrieben, bevor Sie sich dazu entschließen, etwas zu essen. Fragen Sie sich: »Bin ich wirklich hungrig, oder will ich diese Dinge haben, um mich weniger gestresst zu fühlen oder weil sie mir unangenehme Emotionen nehmen?«

Sie können auch ein Ernährungstagebuch führen. Notieren Sie darin Ihre jeweilige Stimmung, den Grad Ihrer Lust auf das Gegessene, die Bekömmlichkeit, Ihre Stimmung und mögliche Reaktionen Ihres Körpers auf das Essen. Das kann Ihnen helfen, die Gefühle klarer zu erkennen, die dazu führen, dass Sie aus emotionaler Not heraus essen. Bei professionellen Ernährungsberatern (Ökotrophologen und Diätassistenten) können Sie Arbeitsblätter (Verzehrprotokolle) beziehen, die Ihnen die Führung eines solchen Tagebuchs vereinfachen.

2. Suchen Sie nach Alternativen im Umgang mit Stress und unangenehmen Emotionen. Emotional gesteuerte Fressattacken nehmen in der Regel ab, wenn Sie es schaffen, Ihren Stress zu vermindern, und lernen, mit schwierigen Gefühlen besser umzugehen. Oft hilft es schon, regelmäßig ins Freie zu gehen, Sport zu treiben oder sich einer anderen Aktivität zu widmen, die Ihnen Freude bereitet, die Sie interessiert und die Sie begeistert. Auch ein Entspannungs- oder Meditationsverfahren zu erlernen kann Erleichterung bringen. Sorgen Sie für eine positive Entwicklung Ihrer Persönlichkeit.

3. Suchen Sie professionelle Hilfe bei einem Psychotherapeuten oder bei einer speziell ausgebildeten Ernährungsberatung, wenn Sie merken, dass Sie Ihre emotional bedingten Essattacken nicht allein in den Griff bekommen.

| Übung | Essen und Stimmung |

Die nächste Meditationsübung zeigt, wie entscheidend Stimmungsbilder wie Wut, Ärger, Kummer oder Frustration dabei sein können, die Wahrnehmung der *Somatischen Intelligenz* zu übergehen, zu überhören oder zu überdecken. (Diese Übung ist an die bereits erwähnten Übungen von *Susan Albers* und *Jan Chozen Bays* angelehnt ⟹ Seite 203.)

Bereiten Sie sich jeweils eine kleine Menge Zucker, Salz, eine eher fettig-süße Speise (z. B. Ihre Lieblingsschokolade) und eine herzhafte bis scharfe Speise (z. B. Ihre Lieblingschips oder Cilisauce) auf einem oder mehreren Tellern vor.

Dauer: 10 bis 20 Minuten

● **Anleitung**

Schließen Sie nun Ihre Augen. Rufen Sie sich etwas ins Gedächtnis, über das Sie sich in der vergangenen Woche aufgeregt haben. Denken Sie ganz fest an dieses Ereignis. Steigern Sie sich absichtlich in Ihre Wut, Ihre Frustration oder Ihren Kummer hinein, die Sie in Verbindung mit diesem Ereignis erlebt haben. Sofern es Ihnen möglich ist, denken Sie darüber nach, wie Sie sich gern rächen würden, wenn Sie könnten.

(*Hilfe:* Wenn es Ihnen schwerfällt, sich an eine solche Situation in der nahen Vergangenheit zu erinnern, können Sie so vorgehen:

- Denken Sie an ein Ereignis aus Fernsehen, Radio oder Zeitung, das Sie aus der Fassung gebracht hat.
- Rufen Sie sich ins Gedächtnis, wie Sie von jemandem ungerecht behandelt, nicht wertgeschätzt oder betrogen wurden.
- Erinnern Sie sich an eine Situation, in der Sie starke Schmerzen hatten, die sich eine Zeit lang nicht lindern ließen.)

Schätzen Sie nun den Grad Ihres Ärgers auf einer Skala von 1 (niedrig) bis 10 (maximal) ein!

Geben Sie ein wenig Zucker auf Ihre Zunge. Kosten Sie aus, wie er schmeckt.

Kehren Sie dann gedanklich zu der Erinnerung zurück, die Sie aus der Fassung gebracht hat. Wie schätzen Sie jetzt den Grad Ihres Ärgers auf der Skala ein? Hat er sich verändert?

Geben Sie noch ein wenig Zucker auf die Zunge, kosten Sie erneut seinen Geschmack aus.

Kommen Sie noch einmal zu Ihrer Erinnerung zurück.
Wo würden Sie sie jetzt auf der Skala einordnen?

Wiederholen Sie die Übung zuerst mit einer ganz kleinen Menge Salz, dann mit einer kleinen Menge der süßlich-fettigen Nahrung und schließlich mit der herzhaften bis scharfen Kost.

Auch bei dieser Übung gibt es kein *richtiges* oder *falsches* Ergebnis, zu dem Sie kommen müssten. Vielmehr geht es darum, dass Sie sich selbst erfahren und dass Ihnen die Zusammenhänge Ihres emotionalen und geschmacklichen Erlebens bewusst werden.

Essen hat starken Einfluss auf unsere Stimmung. Und so entscheiden wir uns manchmal eben nicht für Fett, Zucker oder Salz, weil unsere Stoffwechsellage danach verlangen würde, sondern weil wir durch sie eine Veränderung unserer Stimmung erreichen können.

Diese Übung veranschaulicht, warum wir ein Verlangen nach bestimmten Speisen haben, die womöglich nur eine geringe Schnittmenge mit dem haben, was uns wirklich gut bekommen würde. Eventuell ist der Einfluss von Fettigem, Süßem, Salzigem und Herzhaftem deshalb so stark, weil diese Kost über lange Strecken der Evolution besonders knapp war: Hatte man sie bekommen und gegessen, enthob sie die Menschen vorübergehend ihrer existenziellen Sorgen und linderte das Leid (➠ Seite 62 f., 171).

Übung   Innen-außen-Schau

Durch die drastische Zunahme an Außenreizen in den vergangenen Jahrzehnten hat bei vielen Menschen die Fähigkeit zur Innenschau – eine Voraussetzung, um *Somatische Intelligenz* zu nutzen – beträchtlich abgenommen.

Die folgende Übung verdeutlicht den Unterschied zwischen Außen- und Eigenwahrnehmung. Sie macht uns bewusst, wie leicht die Selbstwahrnehmung zugunsten äußerer Reize an Gewicht verlieren kann. Gleichzeitig führt sie uns wieder an die Fähigkeit einer besseren und feineren Eigenwahrnehmung heran.

Sie können die Übung im Sitzen oder im Liegen ausführen. Auf eine musikalische Untermalung sollten Sie hier verzichten und einen eher ruhigen Ort wählen. Eine Wolldecke sorgt dafür, dass Sie nicht auskühlen. Zunächst brauchen Sie einen Partner, der Ihnen die

Übung vorliest, während Sie sie durchführen, oder Sie üben mithilfe des MP3-Downloads (➡ Seite 159). Sobald Sie den Ablauf verinnerlicht haben, können Sie die Übung auch ohne Hilfe meistern.

Dauer: 5 bis 10 Minuten

● **Anleitung**

Machen Sie es sich auf Ihrem Platz bequem.
Nehmen Sie eine gerade Haltung ein, so gut es Ihnen möglich ist.
Kopf, Nacken und Wirbelsäule bilden eine Linie.
So wird es Ihnen leichter fallen, tief und erfrischend zu atmen und Ihren ganzen Körper zu spüren.
Halten Sie Ihre Augen geöffnet.
Richten Sie Ihre gesamte Aufmerksamkeit nach außen.
Achten Sie darauf, was Sie sehen, hören, riechen und was Sie mit Ihrer Haut spüren.
Ihre gesamte Aufmerksamkeit ist nach außen gerichtet.
Versuchen Sie wahrzunehmen, was im Außen ist.
Verweilen Sie eine Minute bei Ihren Wahrnehmungen.

Schließen Sie nun die Augen. Richten Sie Ihre ganze Aufmerksamkeit nach innen.
Ziehen Sie Ihre Fühler völlig ein, und fokussieren Sie Ihre gesamte Wahrnehmung auf Ihr Inneres, auf das, was Sie in sich wahrnehmen.
Spüren Sie, wie sich Ihre Füße anfühlen.

Fühlen Sie in Ihre Fußgelenke, Ihre Unterschenkel
   und Ihre Waden hinein.
Fühlen Sie in Ihre Knie und Ihre Oberschenkel hinein.
Fühlen Sie Ihr Gesäß.
Spüren Sie, wie sich Ihr Unterleib und Ihr Geschlecht anfühlen.
Fühlen Sie in Ihren Steiß und in Ihre Lendenwirbelsäule hinein.

Wandern Sie zu Ihrem Bauch, und nehmen Sie wahr,
   wie Sie sich dort fühlen.
Ist Ihr Bauch gerade ruhig oder unruhig?
Fühlt sich Ihr Bauch entspannt oder angespannt an?
Fühlt sich Ihr Bauch frei an, oder haben Sie eher ein Gefühl der Völle?
Empfinden Sie dort gerade Schmerzen, oder fühlt sich Ihr Bauch
   einfach angenehm an?
Verweilen Sie 30 Sekunden lang bei Ihren Wahrnehmungen.

Gehen Sie weiter zu Ihrem Brustkorb und zu Ihrer Brustwirbelsäule.
Spüren Sie, wie Sie sich dort fühlen.
Fühlen Sie sich in Nacken, Schultern und Hals ein.
Spüren Sie, wie sich Ihr Kopf und Ihr Gesicht anfühlen.
Fühlen Sie Ihre Arme und Ihre Hände.
Verweilen Sie 30 Sekunden bei Ihren Wahrnehmungen.

Kehren Sie nun ins Außen zurück. Öffnen Sie Ihre Augen.
Richten Sie Ihre gesamte Aufmerksamkeit nach außen.
Auf das, was Sie sehen, hören und riechen.
Achten Sie auf das, was Sie mit Ihrer Haut wahrnehmen.
Richten Sie Ihre gesamte Aufmerksamkeit nach außen.
Versuchen Sie wahrzunehmen, was im Außen ist.
Verweilen Sie eine Minute bei dieser Wahrnehmung.

Gehen Sie nun wieder ganz in sich.
Schließen Sie Ihre Augen, und richten Sie Ihre gesamte Aufmerksamkeit nach innen.
Ziehen Sie Ihre Fühler völlig ein, und fokussieren Sie Ihre gesamte Wahrnehmung auf Ihr Inneres, auf das, was Sie in sich wahrnehmen.
Spüren Sie, wie sich Ihre Füße anfühlen.
Spüren Sie Ihre Fußgelenke, Ihre Unterschenkel, Ihre Waden.
Fühlen Sie in Ihre Knie und Ihre Oberschenkel hinein.
Fühlen Sie Ihr Gesäß, fühlen Sie in Ihren Unterleib und in Ihr Geschlecht.
Fühlen Sie in Ihren Steiß und in Ihre Lendenwirbelsäule hinein.

Wandern Sie in Ihren Bauch, und nehmen Sie wahr, wie er sich fühlt.
Ist Ihr Bauch ruhig oder unruhig?
Ist er entspannt oder angespannt?
Fühlt sich Ihr Bauch frei an, oder haben Sie eher ein Gefühl der Völle?
Empfinden Sie dort Schmerz, oder fühlt sich Ihr Bauch angenehm an?
Verweilen Sie 30 Sekunden bei dieser Wahrnehmung.

Gehen Sie nun weiter und fühlen Sie in Ihren Brustkorb und Ihre Brustwirbelsäule hinein.
Fühlen Sie in Nacken, Schultern und Hals hinein.
Fühlen Sie in Ihren Kopf und Ihr Gesicht hinein.
Fühlen Sie in Ihre Arme und in Ihre Hände hinein.

Richten Sie nun Ihre Aufmerksamkeit zurück in den Raum.
Öffnen Sie in Ihrem eigenen Rhythmus die Augen.
Recken und strecken Sie sich, wie es Ihnen guttut.

Nehmen Sie sich noch eine Minute Zeit, in der Sie nicht sprechen, damit die Übung ausklingen kann.

Seien Sie nun wieder im Hier, erfrischt und wach.

Schauen Sie, wie es Ihnen nach der Meditation geht: Fühlen Sie sich ruhiger, entspannter, ausgeglichener als vor der Übung?

Haben Sie einen Unterschied gespürt zwischen der Wahrnehmung der äußeren und der inneren Welt? Welcher Teil der Übung war Ihnen angenehmer: der Blick nach außen oder die Innenschau? Welche Gründe könnte es dafür geben?

Sich spüren beim Sport

Wie bereits aufgeführt (➡ »Sport und Achtsamkeit verbinden«, Seite 148), können Sie Ihre Selbstwahrnehmung optimieren, indem Sie Ihr körperliches Training mit meditativen Techniken verbinden.

Bauen Sie entweder am Ende des Trainings oder in einer Pause (z. B. beim Trainieren im Fitnessstudio zwischen den einzelnen Durchgängen an den Geräten) die folgende Übung ein.

Dauer: 30 Sekunden bis 5 Minuten

● Anleitung

Wählen Sie einen bequemen, etwa schulterbreiten Stand mit aufrechtem Oberkörper und leicht angewinkelten, durchlässigen Knien. Sie können sich auch aufrecht hinsetzen oder sich auf eine Gymnastikmatte legen.
Wenn Sie mögen, schließen Sie Ihre Augen.
Lenken Sie nun Ihre Wahrnehmung in die Muskeln Ihres Körpers.
Spüren Sie, wie sich die Muskelpartien anfühlen, die Sie soeben intensiv gebraucht haben.
Nehmen Sie wahr, wie sich diese Muskelgruppen von jenen Muskeln unterscheiden, die Sie nicht so intensiv eingesetzt haben.
Verweilen Sie 30 Sekunden bei dieser Wahrnehmung.

Lenken Sie nun die Aufmerksamkeit auf Ihren Atem.
Werden Sie sich der Einzelheiten gewahr, die Ihren Atem gerade ausmachen.
Bemerken Sie, wie die Luft beim Einatmen Ihre Nasenflügel erkalten lässt und beim Ausatmen Ihre Nasenflügel wieder anwärmt.
Achten Sie darauf, wie die Luft beim Einatmen ganz ruhig durch Nase und Hals in die Lungen strömt und beim Ausatmen den Weg aus den Lungen über Hals und Nase nach außen nimmt.
Nehmen Sie wahr, wie sich beim Einatmen Ihr Brustkorb weitet und wie er sich beim Ausatmen wieder senkt.
Achten Sie darauf, wie sich beim Einatmen Ihre Bauchdecke anhebt und wie sie sich beim Ausatmen wieder senkt.
Achten Sie nun selbstständig auf Ihren Atem.
Verweilen Sie 30 Sekunden bis 2 Minuten bei dieser Wahrnehmung.

Bereiten Sie sich behutsam darauf vor, bei den nächsten Atemzügen
die Augen wieder zu öffnen.
Recken und strecken Sie sich, wie es Ihnen guttut.
Kommen Sie mit Ihrer Aufmerksamkeit in diesen Raum zurück,
und öffnen Sie Ihre Augen.
Seien Sie wieder hier, erfrischt und wach.

Falls Sie Ihr Training noch nicht beendet haben, setzen Sie es jetzt wie gewohnt fort. Nach Belieben können Sie in den Trainingspausen oder nach dem Training die Übung wiederholen.

Übung Gerade gegessen
(direkt nach dem Essen)

Diese kurze Übung eignet sich hervorragend direkt nach einer Mahlzeit oder Zwischenmahlzeit. Natürlich zählen dazu auch die aufgenommenen Getränke.

Aufgabe ist es, sich selbst oder dem Partner zu erzählen, was Sie gerade zu sich genommen haben – nicht, indem Sie die einzelnen Gerichte benennen, etwa: »Eisbergsalat, Antipasti und Himbeereis.« Vielmehr geht es darum, sich mit den Eigenschaften Ihres Essens und der Reaktion Ihres Körpers darauf auseinanderzusetzen.

Sie sollten dabei nicht vorschnell bewerten, ob Sie sich bei der Auswahl Ihres Essens *gut* oder *frevelhaft* verhalten haben. Es geht lediglich darum, Ihre Achtsamkeit, Ihre Wahrnehmung zu schulen und sie zu formulieren.

Sie können diese Übung direkt am Esstisch machen oder an jedem anderen Ort und in jeder anderen Haltung, die Ihnen angenehm ist.

Dauer: 5 Minuten

● **Anleitung**

Stellen Sie sich folgende Fragen:
- Wie groß war meine Lust auf dieses Essen?
- Hat mich der Geruch/der Duft dieses Essens angesprochen?
- Wie war seine geschmackliche Qualität?
- Wie war mein Esstempo?
- Bekommt mir das Essen gerade?
- Wie fühlt sich mein Bauchraum an?
- Wie ist meine Stimmung?
- Habe ich die passende Menge zu mir genommen oder eher zu viel oder zu wenig? Woran mache ich diese Antwort fest?
- War die Mahlzeit tierischer oder pflanzlicher Herkunft?
- Von welchen Pflanzen oder Tieren stammte sie?
- Aus welchem Teil der Erde kam die Nahrung?
- Hat es sich um natürliche oder hochgradig verarbeitete Kost gehandelt?
- Enthält mein Essen künstliche Geschmacksverstärker, Aromastoffe oder andere Stoffe aus dem Food-Design?

Übung   Lieblingsgerichte

Diese Übung dient ebenfalls der Wahrnehmung Ihrer Reaktionen auf die gewählte Nahrung. Auch hier soll es in erster Linie nicht darum gehen, Ihnen vor Augen zu führen, ob Ihre Lieblingsgerichte gut oder schlecht, unnötig oder sinnvoll sind. Vielmehr sollten Sie sich Ihrer Nahrungsvorlieben, der Ursachen und Ihrer Reaktionen darauf bewusst werden, und zwar körperlich, geistig und emotional.

Sie können diese Übung im Sitzen oder Liegen durchführen. Wenn Sie mögen, schließen Sie dabei Ihre Augen.

Dauer: 5 Minuten

● **Anleitung**

Denken Sie an Ihre Lieblingsgerichte, an die Nahrung,
   die Sie gern essen. Gehen Sie gedanklich Ihre verschiedenen
   Lieblingsspeisen durch, Mahlzeit für Mahlzeit.
   Frühstück, Mittag- und Abendessen sowie Zwischenmahlzeiten
   und Lieblingsspeisen, wenn Sie in der Stadt unterwegs sind,
   oder zu anderen Anlässen, etwa bei Feiern.
Suchen Sie sich in Gedanken eine dieser Mahlzeiten aus.
Stellen Sie sich vor, Sie haben diese Speise verzehrt.
Spüren Sie nun in Ihre Gefühle und Erinnerungen hinein,
   und stellen Sie sich vor, wie Sie sich dabei fühlen.
Wie ist Ihnen in der Vergangenheit diese Nahrung bekommen?

In Mund und Magen.
Im Darm und schließlich den Stuhlgang betreffend.
Wie hat Ihre Haut auf Ihre Lieblingsspeise reagiert?
Wie war hinterher Ihre Stimmung?
Warum ist Ihnen dieses Essen bekommen (oder nicht bekommen)?
In welcher Stimmung haben Sie gegessen: in Eile oder in Ruhe?
   In Dankbarkeit oder in Unachtsamkeit?
Hat es sich gelohnt, es zu essen?
Hat Ihr Körper aus Hunger nach der Mahlzeit verlangt?
Oder war es die Sehnsucht nach Genuss?
Was könnte es sonst noch gewesen sein?

Übung   Die Rosinenübung

Die sogenannte Rosinenübung, eine Essmeditation, ist besonders gut geeignet, um mit der eigenen Achtsamkeit in Kontakt zu kommen und sie kennenzulernen. Sie wurde von dem amerikanischen Verhaltensmediziner *Jon Kabat-Zinn* erstmalig publiziert, einem anerkannten Fachmann für Achtsamkeitstraining.

Sie brauchen dazu eine Rosine – oder eine Cranberry, eine Nuss bzw. eine ähnlich kompakte Portion eines festen Lebensmittels, das Sie im Lauf der Übung mit allen Sinnen wahrnehmen. Ziel ist es, dass Sie sich Ihre Gedanken, Gefühle sowie andere Körpersignale bewusst machen und sie einfach nur beobachten, ohne sie zu bewerten oder zu verändern.

Sie können diese Übung in jeder Ihnen angenehmen Position durchführen. Halten Sie zur Nachbereitung der Übung ein Blatt Papier und einen Stift bereit.

Dauer: 5 bis 10 Minuten

● Anleitung

Teil 1: Die Rosine in der Hand halten

Nehmen Sie die Rosine zwischen Zeigefinger und Daumen. Richten Sie den Fokus auf die Rosine, und stellen Sie sich vor, Sie sehen tatsächlich zum ersten Mal eine Rosine. Vielleicht kommen Sie von einem fremden Planeten und haben noch nie zuvor eine gesehen. Begegnen Sie ihr mit Neugier und Erkundungslust.

Teil 2: Anschauen

Betrachten Sie die Rosine mit Ihrer ganzen Aufmerksamkeit. Erkunden Sie sie von möglichst vielen Seiten. Welche Farbe hat sie? Wie ist die Oberfläche beschaffen? Wie ist der Lichteinfall?

Teil 3: Berühren

Wenn Sie mögen, schließen Sie Ihre Augen. Erspüren Sie nun die Beschaffenheit der Rosine mit Ihren Fingern. Üben Sie unterschiedlich Druck aus, damit Sie ihre Konsistenz genauer wahrnehmen können.

Teil 4: Riechen

Halten Sie die Rosine unter Ihre Nase. Erkunden Sie ihren Geruch. Achten Sie darauf, was nun in Ihrem Mund und in Ihrem Magen vorgeht.

Teil 5: Mundgefühl

Führen Sie die Rosine langsam zu Ihren Lippen. Halten Sie noch einmal kurz inne, dann nehmen Sie die Rosine behutsam in Ihrem Mund auf, ohne darauf zu beißen! Erkunden Sie die Rosine mit Ihrer Zunge.

Teil 6: Schmecken

Machen Sie sich bereit, die Rosine jetzt zu essen. Beißen Sie ganz bewusst zu. Nehmen Sie alle Sinneseindrücke wahr, die sich Ihnen bieten. Kauen, spüren Sie langsam und bewusst, ohne die Rosine zu schlucken. Beachten Sie auch diesmal den Geschmack und die Konsistenz der Rosine. Was hat sich verändert? Was nehmen Sie nun wahr?

Teil 7: Schlucken

Machen Sie sich bereit, die Rosine hinunterzuschlucken, und versuchen Sie als Nächstes wahrzunehmen, wie nun die Absicht zu schlucken entsteht bzw. aufkommt. Versuchen Sie erst danach, tatsächlich zu schlucken. Versuchen Sie zu erspüren, wie die Rosine über die Speiseröhre in Richtung Magen wandert.

Teil 8: Nachspüren

Nehmen Sie sich eine Minute Zeit, dem Geschmack der Rosine bewusst nachzuspüren. Was ändert sich? Bleiben Sie so lange noch mit Ihrer Aufmerksamkeit in der Mundregion.

Wie haben Sie sich bei der Übung gefühlt?

Notieren Sie sich nun auf dem Blatt Papier bis zu 15 verschiedene Qualitäten, die Sie an der Rosine wahrnehmen konnten. Qualitäten können zum Beispiel »süß«, »runzelig«, »fest«, »rötlich«, Gefühle oder auch Signale Ihres Körpers sein, die Sie bei der Übung empfunden haben. Waren Qualitäten dabei, die Ihnen bislang beim Verzehr der gleichen Speise nicht bewusst gewesen sind?

Wenn Sie die Übung mit mehreren Personen machen, tauschen Sie untereinander Ihre Erfahrungen aus.

7

EIN AUSBLICK –
UND EIN WORT ZUM SCHLUSS

Ein gutes Maß für sich selbst finden

omatische Intelligenz ist in unserer Zeit und unserer Kultur vermutlich die am wenigsten beachtete Form von Intelligenz. Wenn wir jedoch den Botschaften unseres Körpers achtsamer begegnen, hilft uns dies, in allen Lebens- und Erlebnisbereichen das rechte Maß zu finden und entsprechend zu handeln. Nicht im Sinne einer alle Menschen gleichmachenden Normierung, wie wir sie von Diätplänen oder Figur-Idealen kennen, sondern ganz individuell.

So kann jedes Individuum lernen, entsprechend seiner Konstitution, seiner Lebenssituation und seiner Umwelt die eigenen Belange möglichst optimal zu berücksichtigen. Wem dies gelingt, der begegnet sich selbst mit mehr Anerkennung und höherer Wertschätzung. Und daraus können Selbstbewusstsein, Selbstsicherheit und Selbstverantwortung erwachsen.

Achtsamkeit hilft

Eine Vielzahl von Untersuchungen hat gezeigt, dass Methoden zur Entwicklung von Achtsamkeit dabei helfen, Stress abzubauen und inständiger zu werden. Dadurch wird nicht nur eine Reihe körperlicher Probleme günstig beeinflusst, sondern auch die Ernährungsweise. Der Fokus wird von schablonenhaften Kalorien- und Kostplänen auf das umgelenkt, was für den betroffenen Menschen wirklich zählt: sein Körper, seine Gefühle, sein Bewusstsein und unmittelbar damit verbunden sein Verhalten.

Wie wir sehen konnten (➠ Seite 95 ff.), gibt es eine Menge Faktoren, die es uns sehr schwer machen, auf die Signale des Körpers zu achten. Es ist praktisch unmöglich, all die belastenden Faktoren zu vermeiden. Wir können sie jedoch im Blick behalten und immer wieder abgleichen, ob die von ihnen ausgehende Belastung mit unseren Interessen, Vorstellungen und Bedürfnissen zu vereinbaren ist oder ob es an der Zeit ist, etwas zu ändern, und sei es nur unsere Einstellung dazu.

Grenzen der *Somatischen Intelligenz*

Wie jedes andere körperliche Sicherungssystem, so hat auch zweifellos die *Somatische Intelligenz* ihre Grenzen. Sie kann uns nicht vor allen Bedrohungen schützen. Auch nicht beim Essen und Trinken. Vor zahlreichen Substanzen, Erregern und Toxinen, die über die Nahrung aufgenommen werden, kann selbst eine hohe Achtsamkeit für die *Somatische Intelligenz* nicht schützen, sondern einzig die Befolgung wissenschaftlich fundierter Hygieneregeln sowie die Meidung definitiv giftiger Stoffe. Wir benötigen also auch unsere Ratio.

Wer erst einmal seine *Somatische Intelligenz* geschult hat, hat damit keineswegs die Universallösung für ein glückliches Leben. Leben kann gedeihen, wenn eine Vielzahl wichtiger Einzelbereiche zusammenpassen. *Somatische Intelligenz* ist einer davon.

Ratio und Achtsamkeit gehören zusammen

Während wir unsere Fähigkeit der *Somatischen Intelligenz* nutzen, sollten wir also Vernunft und Verstand nicht einfach über Bord werfen. Verließe sich der Einzelne, aber auch die Gesellschaft nur auf die *Somatische Intelligenz* und auf das Gespür, käme es vermutlich zur Katastrophe. Nur seinem Gespür zu folgen, würde letztlich ins Chaos führen, was geradezu demagogisch oder absoluter Terror wäre.

Und wie so manches Individuum leidet auch mancher Wissenschaftsbereich unter dem Problem, das Ganze nur von einem Standpunkt aus erklären zu wollen. Letztlich begeben wir uns damit jedoch in Utopien (wie in Romantik, Lebensreform und viele Gesundkostkonzepte – oder auch als Gegenpol dazu: Industriekostgläubigkeit, Glaube an Kalorien, an Kohlenhydrate und Mikronährstoffe, als könnten diese unsere Ernährung technisch tatsächlich fassbar machen). Um Entwicklung zu ermöglichen, müssen *Somatische Intelligenz* und Ratio zusammenwirken. Es bedarf einer Balance durch die Ratio.

So sind auch die vielen Erkenntnisse der Ernährungswissenschaft und eine Vielzahl unterschiedlicher, manchmal widersprüchlicher Ernährungskonzepte, von *Low Carb* bis *Rohkost,* wertvoll. Betrachten wir sie unter dem Kriterium der *Somatischen Intelligenz,* lässt sich in so manchem Fall sehr gut nachvollziehen, weshalb ein Mensch auf diese und ein anderer auf eine völlig andere Ernährungsweise besonders gut reagiert.

Anregungen für Politik, Gesellschaft und Verbände

So richtig es ist, bei sich selbst anzusetzen, um Selbstbewusstsein und Selbstverantwortung im Umgang mit dem Essen zu fördern, so sinnvoll ist auch, andernorts Weiterentwicklungen anzustoßen und voranzutreiben.

Anregung 1:
Aufklärung durch die Hersteller von Nahrungsmitteln

Wie wir wissen, befindet sich heute eine unüberschaubare Zahl an Nahrungsmitteln auf dem Markt, die Produkte des Food-Designs sind und mit traditioneller Lebensmittelherstellung nicht viel gemein haben. Solche Produkte können nachweislich die *Somatische Intelligenz* schwächen. Eine für alle Hersteller am Markt geltende, ehrliche, umfassende und für die Verbraucher verständliche, gesetzliche Ausweisungspflicht für die Inhaltsstoffe aller Produkte gibt es bis heute nicht.

Darüber hinaus wäre ein Gütesiegel für Produkte hilfreich, die zwar nicht unbedingt aus Bioanbau stammen, die aber wie die Biowaren nur eine kleine Auswahl natürlicher und relativ unproblematischer Zusatzstoffe enthalten sollten. Produkte, die definitiv ehrlich, ohne Methoden und Helferstoffe des modernen Food-Designs auskommen, gehören kenntlich gemacht, und zwar in allen Segmenten des Lebensmittelhandels, ohne Wenn und Aber.

Anregung 2:
Achtsamkeit im Sportunterricht

Kompetent angeleitet, ist Sport ein hervorragendes Mittel, um Kreativität, Sozialverhalten, Selbstbewusstsein und Selbstwahrnehmung zu fördern. Leider werden Schulfächer, die die Kreativität anregen – wozu auch der Schulsport zu zählen ist –, immer mehr vernachlässigt, weil die jungen Menschen frühzeitiger und schneller auf finanzielle und wirtschaftsorientierte Leistung getrimmt werden. Hier sollte die Politik entgegenwirken.

Wie wir in Kapitel 5 (➠ Seite 95 ff.) gesehen haben, sind außerdem in den vergangenen Jahrzehnten die Anforderungen an die Menschen und damit auch die Belastungen in vielen Lebensbereichen drastisch gestiegen. Wie auf neue Technologien und Berufsbilder, so sollte der Schulunterricht die jungen Menschen auch auf den Umgang mit einer Welt vorbereiten, in der das Risiko für nervliche Überbelastungen und die Einschränkung der Fähigkeit zur Eigenwahrnehmung deutlich zugenommen haben.

Viele Firmen bieten ihren Mitarbeitern inzwischen im Rahmen der betrieblichen Gesundheitsförderung Techniken zur beruhigenden und stressbewältigenden Selbstregulation und zur Entwicklung von Achtsamkeit an. Entsprechend sollte die Vermittlung solcher Techniken in die Lehrpläne von Schulen und Hochschulen aufgenommen werden.

In der Schule könnten entsprechende Angebote, professionell angeleitet und frei von ideologischem oder spirituell-esoterischem Überbau, in den Sportunterricht integriert werden. Das wäre eine Möglichkeit, junge Menschen auf andere Weise mit ihrem Körper vertraut zu machen. Sicher geschieht dies auch im bisherigen auf Bewegungslehre ausgerichteten Sportunterricht und in Sportvereinen. Er könnte aber durch diese Zutat um eine wesentliche, praxisrelevante Ebene erweitert werden. Gewiss integrieren bereits viele Lehrer aufgrund der eigenen Erfahrungen mit Übungen zur Achtsamkeit und Entspannung solche Techniken in ihren Unterricht. Letztlich ist dennoch in diesem Fall der Gesetzgeber gefragt, entsprechende Lehrpläne flächendeckend zu ermöglichen.

Anregung 3:
Kriterium der Bekömmlichkeit in Ernährungskonzepte und -empfehlungen integrieren

Das Maß aller Diätetik ist letztlich der Mensch, nicht das Nahrungsmittel und auch nicht die Diätregel. Eine Ernährungsform kann demzufolge nur dann menschengemäß sein, wenn sie den Verdauungsmöglichkeiten des betreffenden Menschen sowie dem Ideal der Verträglichkeit und Bekömmlichkeit entspricht. Orientiert sie sich dagegen nur an ihrer Naturbelassenheit, den vorgeschriebenen Nährstoffanteilen oder Kalorienmengen, anstatt die Besonderheiten des jeweiligen Menschen zu berücksichtigen, ist das weder naturgemäß noch vernünftig.

Eben diese Sichtweise suchen wir bei den meisten Kostsystemen vergeblich. Die Frage nach der Bekömmlichkeit und nach der *Somatischen Intelligenz* wird fast immer vernachlässigt. Selbst die zehn Regeln für vollwertige Ernährung der *Deutschen Gesellschaft für Ernährung* behandeln das Kriterium der Bekömmlichkeit nicht. Manche Diätformen kommen als regelrechte Ideologien daher. Wer widerspricht, wird als unsachlich oder unwissenschaftlich abgetan.

Je mehr Kostsysteme und Ernährungsorganisationen sich in Zukunft an dem Kriterium der Bekömmlichkeit orientieren, desto mündiger werden die Menschen erklärt, die sie für sich ausprobieren, desto mehr weicht das oft beklemmende Gefühl der Expertendominanz einer Atmosphäre, die Selbsterfahrung und Entwicklung von Selbstbewusstsein auch in Ernährungsfragen zulässt. Damit wird jene Selbstverantwortung gefördert, von der unser Gesundheitssystem dringend mehr benötigt. Umso glaubhafter wirkt auch das betreffende Ernährungskonzept. Denn keiner hat die Wahrheit gepachtet, wie uns viele Ernährungsratgeber eigenartigerweise immer glauben machen wollen.

Ein Wort zum Schluss

Oder: Den Fokus auf die Entwicklung legen

Egal, ob Sie bisher nach Lust und Laune gegessen haben oder ein bestimmtes Ernährungskonzept verfolgten: Dieses Buch möchte Ihre Ernährungskompetenz verfeinern. Es ist weder ein Ratgeber zum Abnehmen noch zum Kalorienzählen. Es liefert weder Rezepte noch Speisepläne, und es vermeidet, die verfügbaren Lebensmittel in ihrer Tauglichkeit vorschnell zu bewerten und zu verallgemeinern.

Sicher sind Wissen und Ratio unabdingbar. Ohne auf die *Somatische Intelligenz* zu achten und ohne Intuition greift Ratio allerdings häufig zu kurz. Wir haben es in erster Linie nicht mit einem Erkenntnisdefizit bzw. Mangel an Wissen zu tun. Vielmehr zeigt sich in unserer Welt ein Achtsamkeits- und ein Umsetzungsproblem.

Es ist eine Herausforderung, unseren Erkenntnissen zu vertrauen, die wir beim achtsamen Umgang mit uns selbst gewinnen. Ich möchte Sie zur achtsamen Integration Ihrer *Somatischen Intelligenz* in Ihr Leben ermutigen! Nehmen Sie die Signale Ihres Körpers wahr – egal, ob sie sich auf die Ernährung, die Bewegung, die Entspannung oder den Schlaf beziehen.

Die Chancen stehen gut, dass wir dann immer besser auf Regeln und Vorschriften verzichten, uns auf die Achtsamkeit konzentrieren und uns für bewusstes Genießen öffnen können. Dann kann jeder individuell für sich überlegen, was ihm guttut und was für ihn ein *gutes Leben* bedeutet.

Quellen und Literaturempfehlungen

Kapitel 2

Ahmed, S./Müller, K.: Einfluss von Lagerzeit, Licht und Temperatur auf den Solanin- und α-Chaconingehalt mit und ohne Keimhemmungsmittel behandelter Kartoffeln, in: Potato Research 24.1., Cham 1981. Springer

Bratman, S./Knight, D.: Health Food Junkies. The Rise of Orthorexia Nervosa – the Health Food Eating Disorder. New York 2001. Broadway Random House

Cordain, L./Friel, J.: Das Paläo-Prinzip der gesunden Ernährung im Ausdauersport. Betzenstein 2013. Sportwelt Verlag

Elmadfa, I./Leitzmann, C.: Fremd- und Schadstoffe in Lebensmitteln, in: Ernährung des Menschen. Stuttgart 2004. Verlag Eugen Ulmer

Frankenbach, T.: Vegetarische Ernährung, in: Hoefert, W./Klotter, C. (Hrsg.): Gesundheitszwänge. Lengerich. 2013. Pabst Science Publishers

Hofmann L.: Wechselwirkungen zwischen Nahrungs- und Arzneimitteln. Ernährung im Fokus 1.01., Bonn 2001. Infodienst Ernährung, Landwirtschaft, Verbraucherschutz

Leitzmann, C./Keller, M./Hahn, A.: Alternative Ernährungsformen. Stuttgart 1999. Hippokrates

Ludwig, U./Pötzl, N.: Alles Hokuspokus. Interview mit dem Lebensmittelchemiker Udo Pollmer zu Leberproblemen durch fruchteigene Wachsfette. Spiegel 25.05., Hamburg 2005. Spiegel

Neto, M. et al.: Intoxication by star fruit (Averrhoa carambola) in 32 uraemic patients – treatment and outcome, in: Nephrology, dialysis, transplantation. 1.18. Oxford 2003

Pirlet, K.: Naturheilkundliche Diätetik aus pathophysiologischer Sicht. Klinische Erfahrungen widersprechen der Ideologie der Vollwerternährung, in: Komplementäre und Integrative Medizin. 12.48., München/Jena 2010. Urban & Fischer

Seibel, W./Steller, W. (Hrsg.): Angewandte Getreideforschung. Spelz- und Schälgetreide. Behr's Verlag. Hamburg 1993

Kapitel 3

Beckenbach, N./Klotter, C.: Romantik und Gewalt – Jugendbewegungen im 19., 20. und 21. Jahrhundert. Wiesbaden 2012. VS-Verlag für Sozialwissenschaften

Frankenbach, T.: Vegetarier in Deutschland. Historische, soziokulturelle und diätetische Aspekte. St. Katharinen 2007. Scripta Mercaturae

Frecot, J./Geist, J./Kerbs, D.: Zur ästhetischen Praxis bürgerlicher Fluchtbewegungen. Frankfurt 1997. Zweitausendeins

Hirschfelder, G.: Europäische Esskultur. Eine Geschichte der Ernährung von der Steinzeit bis heute. Frankfurt am Main 2001. Campus Verlag

Klotter, C.: Der geraubte Körper – Verführt und zugerichtet. Pfaffenweiler 1993. Centaurus

Neubacher, A.: Ökofimmel. Wie wir versuchen, die Welt zu retten – und was wir damit anrichten. München 2012. DVA

Scheurer, K.: Das weiße Band. Eine deutsche Kindergeschichte. Bonn 2009. Bundeszentrale für Politische Bildung

Spiekermann, U.: Vollkornbrot in Deutschland. 2000

Kapitel 4

Bernhard, M.K./Vogler, L./Merkenschlager, A.: Cucurbitacin. Vergiftung durch Kürbis. Ein Fallbericht. Kinder- und Jugendmedizin 5.03., Stuttgart 2003. Schattauer

Bhatnagar, K./Smith, T.: The human vomeronasal organ. Postnatal development from infancy to the ninth decade. J. Anatomical Sciences and Neurobiology 199.01., London 2001. Wiley

Greten, J.: Kursbuch traditionelle chinesische Medizin. TCM verstehen und richtig anwenden. Stuttgart 2006. Thieme

Harris, M.: Wohlgeschmack und Widerwillen. Die Rätsel der Nahrungstabus. Stuttgart 1990. Klett-Cotta

Knop, U.: Hunger und Lust. Das erste Buch zur kulinarischen Körperintelligenz. Frankfurt 2012. Vito von Eichborn

Pollmer, U./Fock, A./Gonder, U./Haug, K.: Liebe geht durch die Nase. Köln 2002. Kiepenheuer & Witsch

Kapitel 5

Dannigkeit, N./Köster, G./Tuschen-Caffier, B.: Prävention von Essstörungen. Ein Trainingsprogramm zum Einsatz an Schulen. Tübingen 2007. DGVT

DGE: Ist der Geschmacksverstärker Glutamat schädlich? DGE aktuell 2003. www.dge.de

Grimm, H./Ubbenhorst, B./Ehrlichmann, M.: Echt künstlich. Das Dr.-Watson-Handbuch der Lebensmittel-Zusatzstoffe. Stuttgart 2006. Dr. Watson Books

Hermanussen, M./Garcia, A./Sunder, M./Voigt, M./Salazar, V./Tresguerres, J.: Obesity, voracity and short stature. The impact of glutamate on the regulation of appetite. Eur. Journal Clinical Nutrition. 1.06., Philadelphia 2006. Elsevier

Klotter, C.: Einführung Ernährungspsychologie. München 2007. Reinhardt UTB

Liedtke, R.: Die Vertreibung der Stille. Leben mit der akustischen Umweltverschmutzung. München 2004. Deutscher Taschenbuchverlag

Pollmer, U./Niehaus, M.: Food-Design. Panschen erlaubt. Wie unsere Nahrung ihre Unschuld verliert. Stuttgart 2007. S. Hirzel Verlag

Pudel, V./Westenhöfer, J.: Ernährungspsychologie. Eine Einführung. Göttingen 1991. Hogrefe

Robin, M.: Unser täglich Gift. Wie die Lebensmittelindustrie unser Essen vergiftet. Paris 2010. Arte France. Absolut Medien

Kapitel 6

Albers, S.: Essen, trinken, achtsam genießen. Freiamt 2010. Arbor

Bays, C.J.: Achtsam essen. Freiamt 2009. Arbor

Hanh, T.N./Cheung, L./Richard, U.: Achtsam essen, achtsam leben. München 2012. O.W. Barth

Kraft, H.: Autogenes Training. Methodik, Didaktik und Psychodynamik. Köln 1996. Deutscher Ärzte Verlag

Nakamura, T.: Das große Buch vom richtigen Atmen. Bern 1986. Scherz-Verlag

Schweppe, P.R.: Schlank durch Achtsamkeit. Lünen 2011. Systemed

Stevens, J.O.: Die Kunst der Wahrnehmung. Übungen der Gestalttherapie. Nördlingen 1984. Chr. Kaiser

Vopel, K.W.: Die heilende Pause. Salzhausen 2012. Iskopress

Register

A **Abendessen** 31, 172, 187
Achtsamkeit 15, 72, 86, 98f., 103, 105, 109, 111, 115, 125ff., 129, 130–134, 137, 140, 148, 175, 183, 185, 188, 193, 195, 197f., 200
Antinutrive Stoffe 38, 42, 44, 73
Apfel 22, 24–28, 31, 152
Aromastoffe 113, 118, 121, 123, 186
Atem 151, 161, 163–170, 184f.

B **Banane** 37, 38, 48
Bauchgefühl 14, 19, 23, 25, 74f., 78, 122, 162
Bauchhirn 74, 76, 78, 81, 83, 166
Bewegung 12, 43, 56, 131, 136, 143, 146, 154, 168, 200
Bewusstsein 13f., 16, 44, 71, 80, 88, 99, 110, 140, 164, 194
Blutzucker 11, 16f., 119
Brot 20, 22, 35, 37, 47, 62f., 68, 89f., 116, 149, 150

D **Darm** 34f., 37, 42, 49, 74ff., 78ff., 88, 113, 154, 188
Darmhirn 75, 78, 80, 88
Deutsche Gesellschaft für Ernährung 62f., 198
Diätetik 43, 89, 198

E **Entspannung** 57, 134, 159, 163, 165, 176, 198, 200
Erbrechen 39, 44, 109
Esskultur 106

F **Fast Food** 77f.
Fermentation 36, 50
Fertigkost 15
Fleisch 22, 55, 62, 64, 70, 86, 89f., 100, 110, 117, 150ff.
Food-Design 15, 113, 117, 120–123, 150f., 186, 196
Frischkost 32f., 64f., 149, 151
Frühstück 27, 49, 77, 83, 172, 187

G **Gehirn** 13, 48, 75, 117, 118
Genussmittel 119

Gespür 16, 99, 103, 132, 145, 159, 163, 183, 195
Getreide 21, 34–37, 40, 47, 90, 152
Gleichgewicht 34, 134

Haferflocken 47, 152
Heilnahrung 20
Hirnzellen 118

Idealgewicht 119, 126
Intelligenz 13, 26, 70ff.

Kaffee 40, 107, 130, 140
Kartoffeln 29ff., 40, 78, 87
Kopfhirn 74ff., 79ff., 164
Körpergewicht 15, 45, 90, 113, 128, 134, 152
Körperintelligenz 24
Kost 15, 28f., 43, 51ff., 55, 57f., 60f., 63, 65, 67, 72f., 75, 83f., 88, 90, 98, 100, 106ff., 110, 113, 120, 122f., 138, 150, 170, 178f., 186

Leber, Leberwerte 16, 22, 39, 41, 48, 144

Magen 37, 41f., 49, 70, 74f., 78ff., 88, 121f., 139, 144, 154, 175, 188, 199
Medizin 30, 43, 52, 55, 73, 89, 95, 108, 188
Mittagessen 31, 172, 187
Multitasking 98, 130, 140

Nahrungsauswahl 82, 85, 88
Nahrungsmittel 36, 43–46, 49, 62, 73f., 76, 79, 86, 88, 92, 113, 115, 117, 119ff., 139, 143, 150, 155, 171, 196
Nahrungsmittelunverträglichkeit 27, 34, 49, 148, 150, 153
Nahrungsselektion 14, 85
Nahrungstrieb 12, 66, 75
Nahrungsvorlieben 72, 187
Naturkost 15, 19f., 30, 32, 43, 46, 50f., 53, 55, 59ff., 65ff.
Nebenwirkung 46, 79

Obstrohkost 32, 44, 49, 152
Ökobewegung 55, 65f.

Ökotrophologie 176
Organismus 16, 21, 49, 70–74, 76, 80, 82, 84ff., 88, 91, 129, 146

P Porridge 36

R Rohkost 22, 32f., 58f., 67, 89, 107, 152, 195

S Salziges 84, 146
Schlaf 48, 141, 151, 157ff., 200
Schokolade 11, 105, 115, 139, 162, 177
Selbstbewusstsein 16, 51, 102f., 132f., 142, 157, 193, 197
Selbstregulation 107, 197
Sex 12, 75, 85, 141f., 158
Signale des Körpers 11, 14–17, 19, 23ff., 46, 64f., 71ff., 90f., 97, 99, 102–105, 110f., 113ff., 117, 123, 127–130, 132f., 135, 139–143, 148–153, 170f., 194, 200
Sodbrennen 11, 88, 105, 143, 153, 162
Sport 11, 16, 22, 78, 110f., 114, 128, 134, 137, 143ff., 148, 150, 176, 183, 197f.
Stoffwechsel 16f., 27, 39, 79, 179
Stress 16, 25, 93, 96, 128, 130, 137, 140, 162, 171, 176, 193, 197
Süßes 11, 17, 78, 119

T Traditionelle Chinesische Medizin (TCM) 51f.

U Übelkeit 17, 30, 39, 88, 143
Übergewicht 108
Untergewicht 107
Unterzucker 11

V Vegane Ernährung 64, 108, 152
Vegetarismus 59, 62
Verdauung 35, 42f., 49, 53, 70, 80f., 97, 98, 121f., 130, 143
Verdauungsorgane 43, 98
Verdauungstrakt 35, 80f., 98, 130
Vollkornbrot 22, 37, 47, 62f., 149
Vollwertkost 19, 52, 89, 151f.

W Weißbrot 63, 116, 150

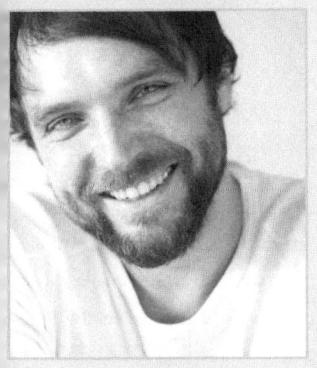

Thomas Frankenbach

- Gesundheitswissenschaftler
- Bewegungstrainer
- Autor

Thomas Frankenbach, Jahrgang 1973, hat Ernährungswissenschaften sowie psychosoziale, integrative und komplementäre Gesundheitswissenschaften in Fulda und Graz studiert.

Als Karatesportler durfte er internationale Wettkampf-Erfahrung sammeln.

Er leitet den Fachbereich Ernährung und Bewegung in einer der traditionsreichsten Kliniken für Rehabilitationsmedizin in Deutschland.

Basierend auf seinem Bild vom Menschen als einer Leib-Geist-Einheit betreut er weltweit führende Spitzensportler sowohl in psychologischer Hinsicht als auch in Fragen einer individuellen Ernährungs- und Trainingsgestaltung.

Weitere Informationen über Thomas Frankenbach finden Sie unter **www.Thomas-Frankenbach.de**

SCHLANK SEIN
Die App für Ihre Somatische Intelligenz

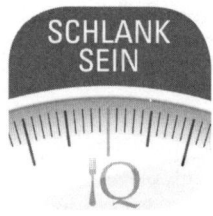

Diese App unterstützt Sie auf Ihrem Smartphone oder Tablet. Sie begleitet Sie in einem 15-Tage-Programm mit essenziellen Übungen, aufschlussreichen Selbsttests und wertvollen Anregungen für einen wertschätzenden, liebevollen Umgang mit sich selbst. Zusätzlich erhalten Sie mit jedem Tag einen Wissens-Snack zum Thema »Somatische Intelligenz«.

Die App finden Sie unter den Begriffen »Schlank sein« oder »Somatische Intelligenz« im Store für IOS und Android.

Weitere Informationen finden Sie auch auf der Website:
www.SI-App.de

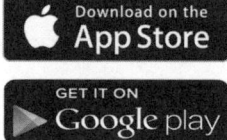

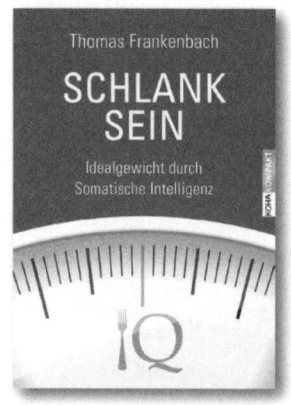

Kompakt-Ratgeber
SCHLANK SEIN
ISBN 978-3-86728-294-9
€ 7,99